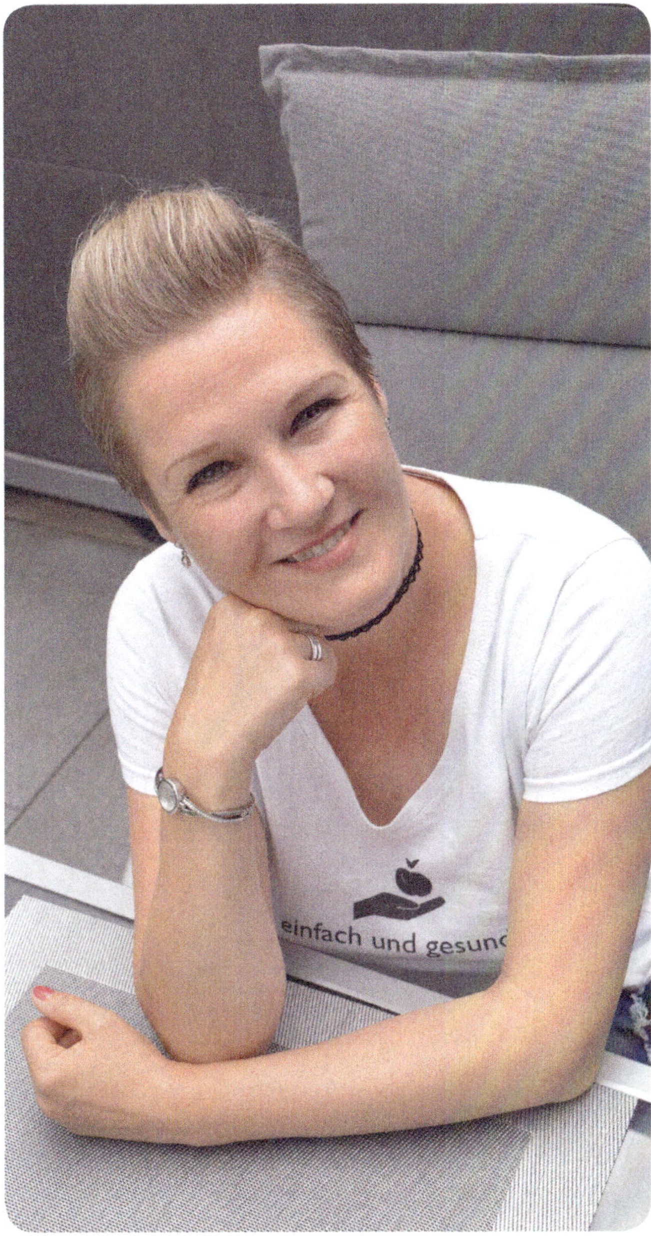

Liebe Leserin, lieber Leser,
mein Name ist Marina Max. Ich bin Mutter von vier Kindern und lebe mit meiner Familie in einem Dorf, in der Nähe von Stuttgart.

Seitdem ich die Liebe zu Wildkräutern entdeckt habe, staune ich über diese „Wunder der Natur". Heilpflanzen, die unmittelbar vor unserer Haustüre wachsen, eine Fülle von gesunden Nährstoffen enthalten und somit unsere Gesundheit wesentlich bereichern können, faszinieren mich immer mehr.

Weil ich als Ernährungsberaterin weiß, wie wichtig gesunde Ernährung im Alltag ist, war das Kennenlernen der Wild- und Heilkräuter eine wahre Bereicherung in meinem Leben.

Mit diesem Buch möchte ich nun deine Leidenschaft für die wunderbare Natur wecken und dir über 30 heimische, essbare Wildkräuter näher bringen.
Lass dich durch dieses Buch inspirieren und deinen Blick für eine Welt öffnen, in der das Unscheinbare für DICH zu etwas ganz Besonderem wird.

Nun wünsche ich dir viel Spaß beim entdecken, sammeln und verarbeiten deiner Wildkräuter

Marina Max

Inhaltsverzeichnis

Meine Geschichte 4
Die Entstehung des Wildkräutersalzes 6
Wissenswertes über Wildkräuter 7
Warum sind Wildkräuter so bitter? 8
Worauf muss man beim Sammeln von Wildkräutern achten? 10
Der Fuchsbandwurm 11
Der botanische Name 12
Inhaltsstoffe und Wirkstoffe der Wildpflanzen 13
Das Herbarium 16
Zubereitungsarten von Wildkräutern 18
Wildkräuter 23
Das Acker- Hellerkraut 25
Die Brennnessel 27
Der Ehrenpreis 29
Der Frauenmantel 31
Das Fünffingerkraut 33
Das Gänseblümchen 35
Das Gänsefingerkraut 37
Der Giersch 39
Die Gundelrebe 41
Der kriechende Günsel 43
Das Hirtentäschel 45
Die Knoblauchsrauke 47

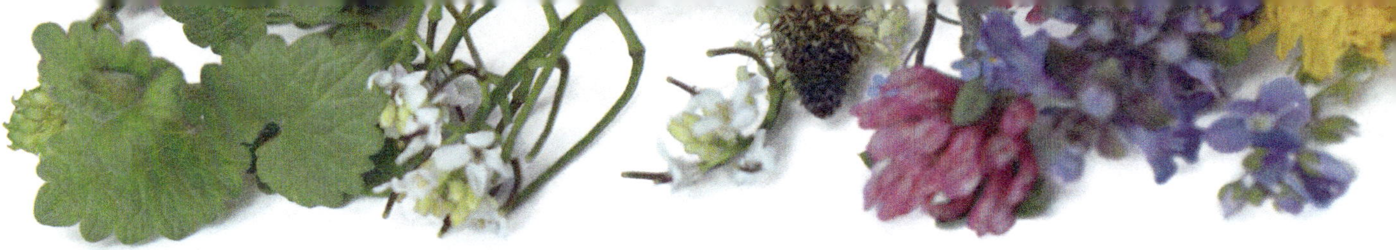

Die Kornblume 49
Der Lavendel 51
Der Löwenzahn 53
Die Malve 55
Die Ringelblume 57
Die Rose 59
Der Sauerampfer 61
Der Spitzwegerich 63
Die Schafgarbe 65
Die Taubnessel (purpurrot) 67
Die Taubnessel (weiß) 69
Die Taubnessel (gelb) 71
Das Veilchen 73
Das Vergissmeinnicht 75
Die Vogelmiere 77
Die Walderdbeere 79
Der Waldmeister 81
Der Wiesenklee (Rotklee) 83
Das Wiesenlabkraut 85
Der Wiesensalbei 87
Das Wiesenschaumkraut 89
Genuss- und Heilpflanzen ABC 90
Schlusswort 92

Meine Geschichte:

2016 nahm ich erstmalig an einer Fortbildung für „grüne Smoothies" teil. Zu dieser Zeit war ich noch relativ unerfahren was das Thema Wildkräuter angeht.

Mich hat aber damals schon fasziniert, mit was für einer Selbstverständlichkeit unsere Dozentin das Grün der Pflanzen mit in den Smoothie gepackt hat. Außerdem ist mir ganz besonders ihre strahlend gesunde Haut aufgefallen und das, obwohl sie in einem – wie ich sagen möchte- „älteren Semester" anzusiedeln war.

Die nächste Etappe meiner Wildkräuterreise war 2017 das „Projekt Streuobstwiese" meiner damals 8- jährigen Tochter. Durch die Ausflüge der Schule und das Erlernen einzelner Wildkräuter, kam sie immer wieder mit einem Körbchen frischem „Grün" nach Hause und erklärte mir die einzelnen Wildkräuter. Einiges kannte ich ja von Kind an, wie z.B. Löwenzahn, Gänseblümchen und Co., aber manches konnte sie mir durchaus neu erklären. Durch einen Smoothie- Workshop und das dort erstandene Buch „Wildkräuter- Smoothies" von Evelyn Laye, gab ich diese wundervollen Kräuter fleißig in unsere zu Hause kreierten Smoothies hinein. Zeitgleich beschäftigte ich mich viel mit der Lehre von Victoria Boutenco, die auch als „Mutter der grünen Smoothies" bekannt ist.

Zwei Jahre später nahm meine zweite Tochter, ebenfalls im Rahmen dieses Streuobstwiesenprojektes der Schule, an einem Wildkräuterspaziergang teil. Da sie an diesem Tag Hilfe seitens der Eltern benötigten, begleitete ich die Schulklasse.

An diesem Tag erwachte meine Liebe zu den Wildkräutern.

Mich faszinierte, welche Vielfalt an Essbarem so unmittelbar „vor meiner Haustüre" wächst und mit welchem Wissen die Streuobstpädagogin den Kindern und mir alles erklärte. Damals hatte ich zum ersten Mal den Wunsch, mich mit diesem Thema näher zu beschäftigen. Die mit den Wildkräutern zubereiteten Speisen (Wildkräutersalat, Brotaufstrich und Kräuterbutter) waren eine Delikatesse für meinen

„Die meisten Menschen
wissen gar nicht, wie schön die Welt ist
und wieviel Pracht in den kleinsten Dingen sich offenbart."
Rainer Maria Rilke

Gaumen. Zeitgleich entstand auch dieser große Wissensdurst zum Thema Ernährung, woraufhin ich dann 2019 eine Ausbildung zur Ernährungsberaterin machte. Im Jahr 2020 entschied ich mich, mein Interesse über Wildkräuter zu vertiefen und machte noch ein zusätzliches Studium zur Wildkräuterpädagogin an der Heilpflanzenakademie „Villa Natura".

Als gelernte Erzieherin, Ernährungsberaterin und Wildkräuterpädagogin möchte ich präventiv dazu beitragen, gesunde Ernährung in den Alltag zu integrieren, sowie Kindern und Erwachsenen Freude an der Natur und ihren reichhaltigen Schätzen vermitteln.
Meine Freude liegt darin, Wildkräuter in meinem täglichen Alltag zu verarbeiten.
Ich verarbeite sie gerne in Teemischungen, gebe die Wildkräuter roh über den Salat, arbeite sie in den Pizza- oder Brotteig ein, u.v.m.
Mit diesem Buch möchte ich zeigen wie einfach es ist, sich diese geballte Naturpower zu Nutze zu machen und dir dabei helfen zu sehen, „wieviel Pracht in den oft kleinsten Dingen sich offenbart."

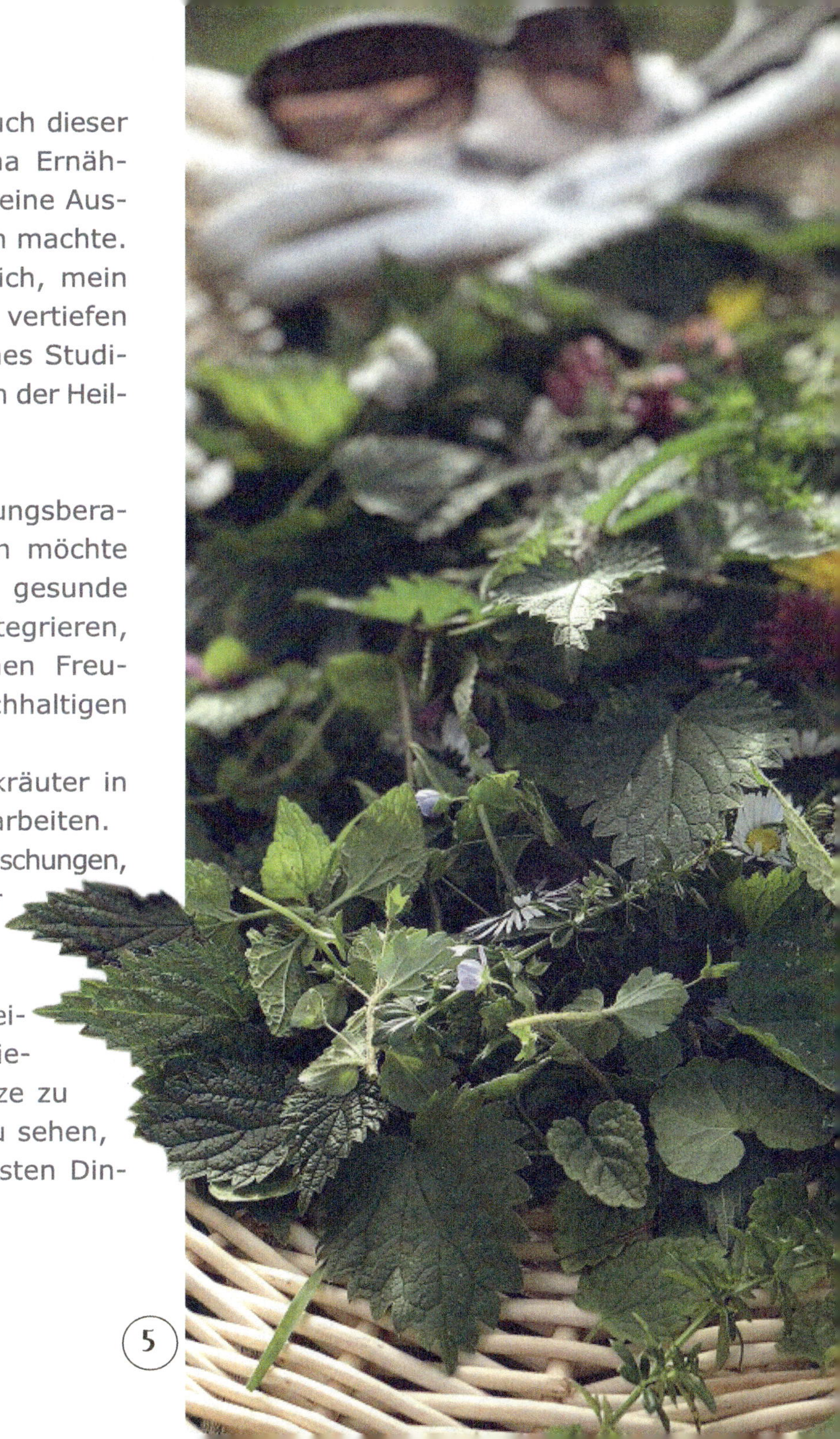

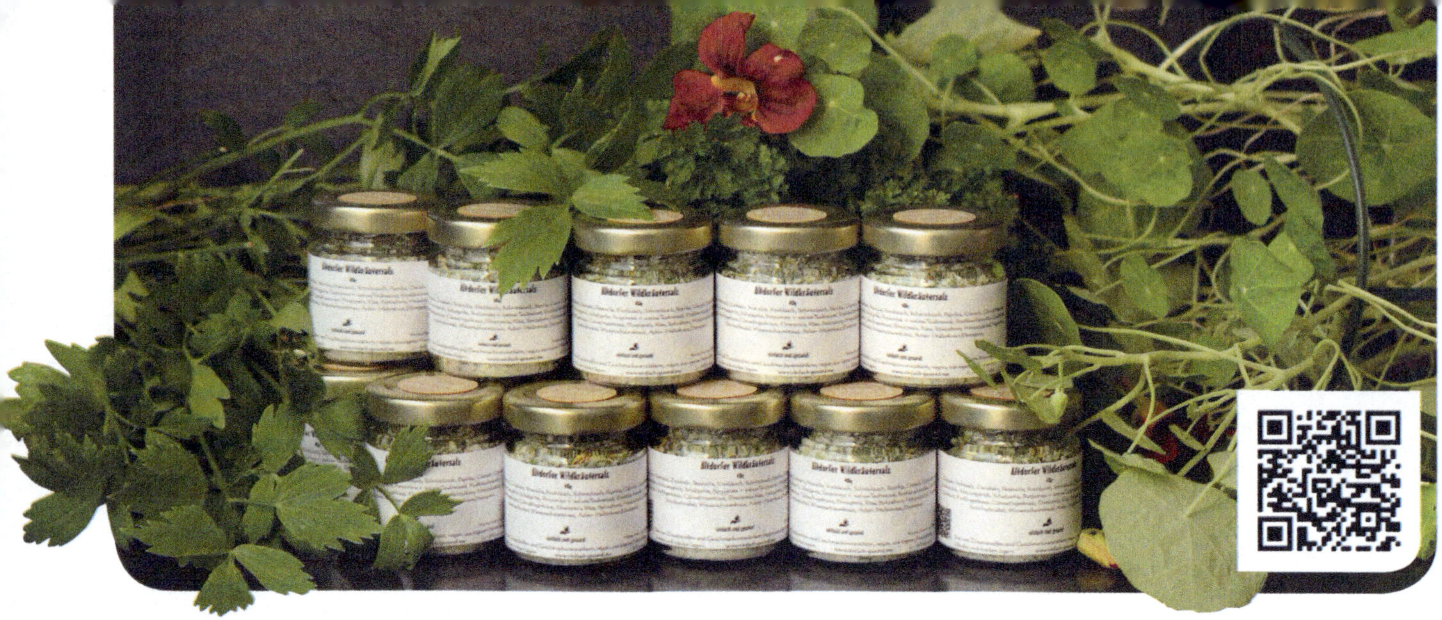

Die Entstehung des Wildkräutersalzes

Als mir meine Tochter eines Tages eine große Menge an Wildkräutern und Brennnesseln mit Samen gebracht hatte, gab ich diese aufgrund der Fülle, die ich auf die Schnelle nicht verarbeiten konnte, auf ein Blech, stellte es auf der Terrasse ab und vergaß es dort schlichtweg für einige Zeit.

Mehrere Tage später, entdeckte ich die nun getrockneten Wildkräuter mitsamt den kostbaren Brennnesselsamen (die mittlerweile abgefallen waren) und wieder war mir eine neue Erkenntnis zuteil geworden: Ich hatte erstens getrocknete Wildkräuter und zweitens frische Brennnesselsamen, von denen ich schon gehört hatte, dass sie ein wahres Superfood sein sollen.

Gesagt, getan! Ich trennte die Samen von den Wildkräutern und machte mir aus den getrockneten Kräutern mein erstes Wildkräutersalz.

Unser Ausflug ins Allgäu 2020 und meine neu entdeckte Liebe zu den Wildkräutern, ließ mich den Weg gehen, auf dem ich heute bin.

Wissenswertes über Wildkräuter

Wildkräuter besitzen viel mehr Vitamine, Mineralstoffe, Spurenelemente und wertvolle sekundäre Pflanzenstoffe, als unsere herkömmlichen Kulturpflanzen.

Die allermeisten Stoffe sind lebensnotwendig für uns, damit unser Körper reibungslos funktioniert. Sie sind immer von bester Bioqualiät, sofern beim Pflücken auf verschiedene Dinge geachtet wird.

Die ursprünglichen Wildpflanzen mit ihrer hohen Nährstoffdichte sind also richtige Kraft- und Energiepakete aus der Natur. Unser Stoffwechsel wird angeregt, alte Schlacken und Ablagerungen werden aus dem Gewebe gelöst. Somit tragen Wildkräuter dazu bei, einen sogenannten „Hausputz" in unseren Zellen zu starten.

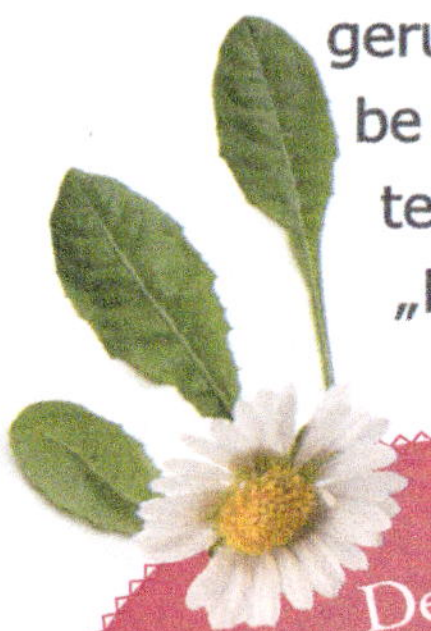

Der Stoffwechsel wird angeregt, alte Schlacken und Ablagerungen werden aus dem Gewebe gelöst.

Und das Beste: Wildpflanzen aus freier Natur kosten uns keinen Cent! Sie brauchen lediglich unsere Aufmerksamkeit und Energie, sie zu finden und zu ernten.

Wildkräuter haben mehr Vitamine, Mineralstoffe, Spurenelemente und wertvolle sekundäre Pflanzenstoffe, als herkömmliche Kulturpflanzen.

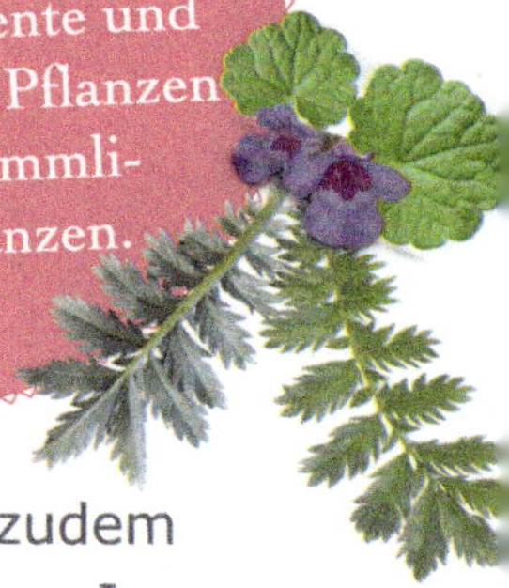

Viele Wildkräuter sind zudem auch Heilkräuter, die mit ihren Inhaltsstoffen wesentlich zu unserem Wohlbefinden beitragen können. Spitzwegerich hilft z.B. bei Husten, Löwenzahn bei Verdauungsbeschwerden und Gänseblümchen bei unreiner Haut. Aber dazu mehr, wenn ich euch die einzelnen Wildkräuter vorstelle.

Mir macht es viel Freude beim Spazierengehen verschiedene Kräuter zu finden, zu bestimmen und zu sammeln. Ich freue mich immer, wenn ich eine neue Gattung kennenlerne. Wenn man beginnt, sich mit Wildkräutern zu beschäftigen, wird man schnell erkennen, dass essbare Wildpflanzen an jeder Ecke nur so sprießen. Denn ganz viele "Unkräuter" sind im Grunde essbar. Für mich sind sie „kleine Wunder", die es gilt zu finden und zu entdecken.

Warum sind Wildkräuter so bitter?

Viele Wildkräuter und Heilpflanzen enthalten Bitterstoffe. Sie bieten den Pflanzen einen natürlichen Schutz gegen Fressfeinde und sorgen dafür, dass gewisse Pflanzen von Kuh und Co. nicht verzehrt werden. Quasi eine Überlebensstragegie.
Diese Überlebensstrategie kommt unserem Körper zugute, denn Bitterstoffe sind eine Wohltat für unseren ganzen Organismus.

Warum sind Bitterstoffe gut für uns Menschen?

Die meisten Menschen in der westlichen Welt haben einen Mangel an Bitterstoffen. Der Grund dafür ist, dass der Bitterstoff aus unserem Kulturgemüse zugunsten eines milderen und angenehmeren Geschmacks weg gezüchtet wurde. Aber doch nicht ohne Grund heißt es im Volksmund: „Was bitter im Mund, ist dem Magen gesund".

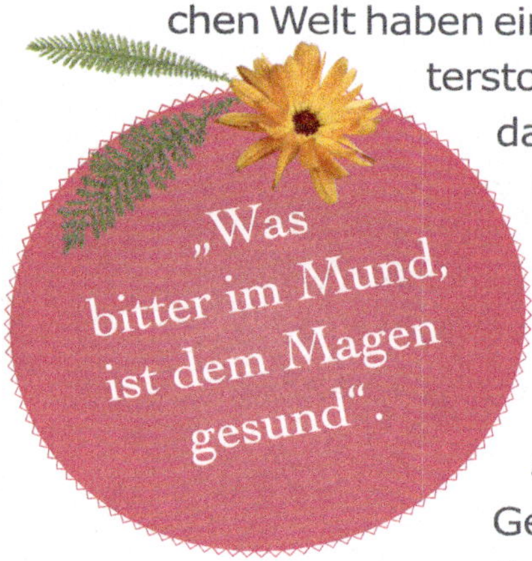

Die Geschmacksrichtung „Bitter" ist für den Menschen eher eine Warnung. Entwicklungsgeschichtlich ist das gar nicht falsch, denn viele Gifte enthalten Bitterstoffe und somit hat der Mensch eine Vorsicht gegenüber Pflanzen entwickelt, die bitter schmecken.
Andererseits ist es schade, denn Bitterstoffe fördern nachweislich unsere Gesundheit:

- Sie tragen wesentlich zu unserer Verdauung bei.
- Sie Unterstützen beim Abnehmen.
- Sie verstärken den Speichelfluß und helfen Galle, Bauchspeicheldrüse und Leber beim Entgiften.
- Sie regen zudem die Blutbildung an.
- Sie unterstützen unser Immunsystem.
- Sie helfen bei Depressionen.
- Sie machen müde und unkonzentrierte Menschen wieder munter.

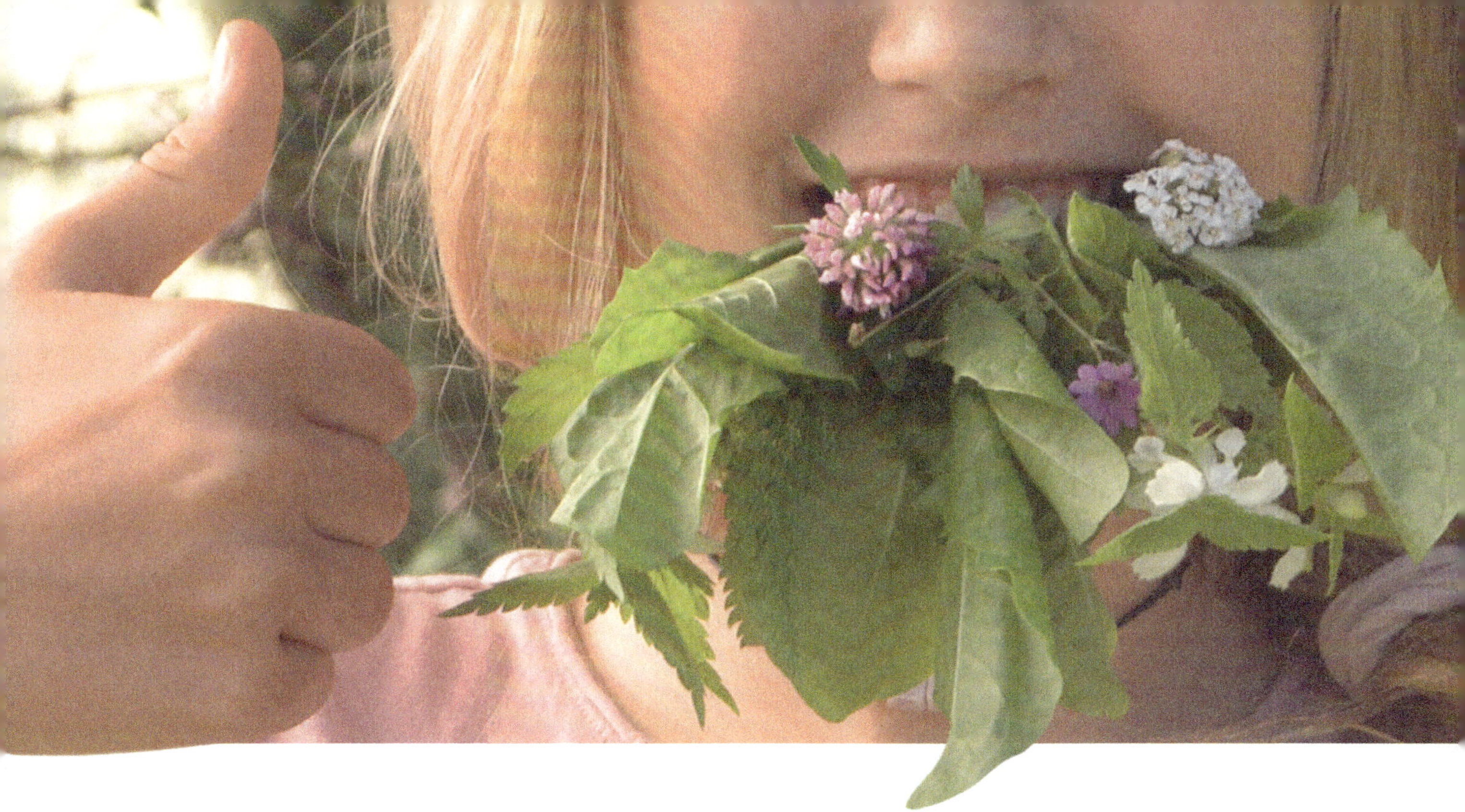

Bittere Kräuter als Arznei

Schon der griechische Arzt Hippokrates empfahl Fasten und bittere Kräuter als Vorbeuge- und Heilmethode gegen vielerlei Beschwerden.

Auch Hildegard von Bingen und die Kräuterfrau Maria Treben (von ihr stammt der bekannte Schwedenbitter), waren große Befürworterinnen natürlicher Bitterstoffe für die Gesundheit.

Kräuter mit bitteren Wirkstoffen gehörten schon seit jeher zu den bekanntesten Heilpflanzen der Menschheitsgeschichte.

Bitter is better

Gerade im Frühling und Sommer halten Wildkräuter diese Bitterstoffe reichlich für uns bereit. Da Wildkräuter eben „wild" und unbehandelt in der Natur wachsen, können sie diese Bitterstoffe voll entfalten, und wir können sie für uns und unsere Gesundheit zu Nutzen machen.

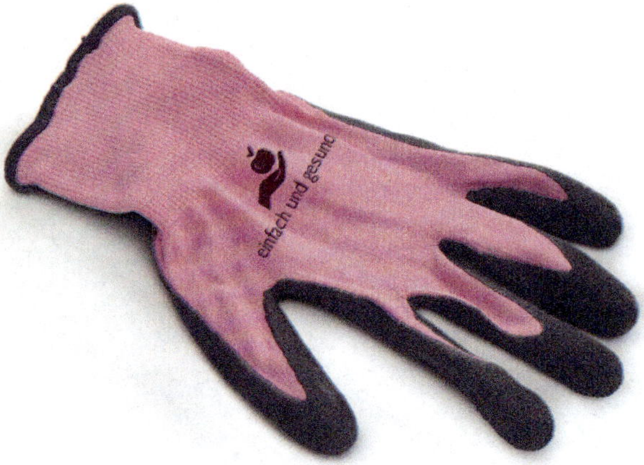

Worauf muss man beim Sammeln von Wildkräutern achten?

Nicht alle Wildkräuter sind essbar!
Beim Sammeln von Wildkräutern solltest du deswegen nur Pflanzen pflücken, die du zu 100% kennst!

- Bei Wildkräutern ist im Frühling und Sommer meistens die beste Erntezeit für zarte Blätter und Blüten, im Spätsommer und Herbst kannst du Samen und Früchte ernten, im Winter die Wurzeln.
- Die Pflanze nie ganz herausreißen, sondern immer nur einen Teil der Pflanze entfernen, damit sie weiter wachsen kann.
- Kräuter nur abseits viel befahrener Straßen sammeln.
- Nicht direkt an der Straße pflücken, sondern mindestens 1 Meter Abstand zur Straße einhalten. Autoabgase oder Hundekot sind nicht gerade „Bio“.
- Streuobstwiesen, ruhige Waldwege oder Natur- und Landschaftsgebiete versprechen eine gute Ernte.
- Zum Sammeln eignet sich ein Körbchen oder eine Stofftüte, damit die Kräuter so luftig wie möglich gesammelt werden können. Außerdem empfiehlt sich, eine Schere oder einen Handschuh mit einzupacken (z.B. für die Brennnessel).
- Beim Sammeln von Wildkräutern gilt immer die „Handstraußregel“. Also nur so viel sammeln, wie in eine Hand hinein passt.

Wichtig!
Pflanzen aus eigener Sammlung dürfen nur bei hundertprozentiger Sicherheit in der Bestimmung verwendet werden. Bei jeglicher Unsicherheit darf die Pflanze nicht verwendet werden und sollte auch nicht gepflückt werden.

Der Fuchsbandwurm:

Die Angst vor dem Fuchsbandwurm beim Sammeln von Wildkräutern, Beeren und wilden Früchten ist weit verbreitet. Der Krankheitserreger ist auch nicht zu verharmlosen, denn er ist eine hochansteckende und sogar lebensbedrohliche Krankheit.

Allerdings ist es ein sehr seltenes Krankheitsgeschehen, denn in Deutschland gibt es etwa nur 30-50 zu verzeichnende Infektionen pro Jahr.

Besonders gefährdet sind Hunde- oder Katzenhalter und Menschen die in der Jagd-, Land- und Frostwirtschaft tätig sind.

Wie sich Menschen anstecken, ist nachträglich schwer festzustellen, da zwischen Infektion und Diagnose 10-15 Jahre vergehen können. Feststellen kann man den Bandwurm per Bluttest, Ultraschall oder Antikörpertest.

Jedoch sollte dich dies nicht davon abhalten, dir die gesunden Wirkstoffe der Wildkräuter zu eigen zu machen. Befolge die Regeln zum Sammeln und gehe bewusst und mit Achtsamkeit mit den Wildkräutern um.

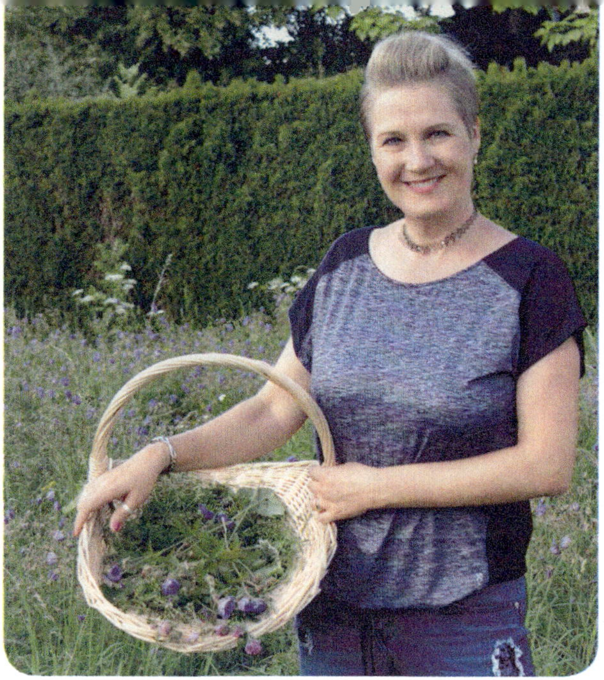

Anbei noch ein paar Schutzmaßnahmen:

- Das Erhitzen von Lebensmitteln über 60° Celsius vernichtet den Erreger. Einfaches abwaschen oder Tiefgefrieren bietet keinen vollen Schutz.
- Kot von Hunden und Katzen, die unbeaufsichtigt streunen und Mäuse fressen, regelmäßig auf Bandwurmeieruntersuchen lassen, Haustiere regelmäßig entwurmen.
- Lebende Füchse und jegliche tote Tiere nicht anfassen.
- Nach der Gartenarbeit und dem Aufenthalt in der Natur immer die Hände waschen.

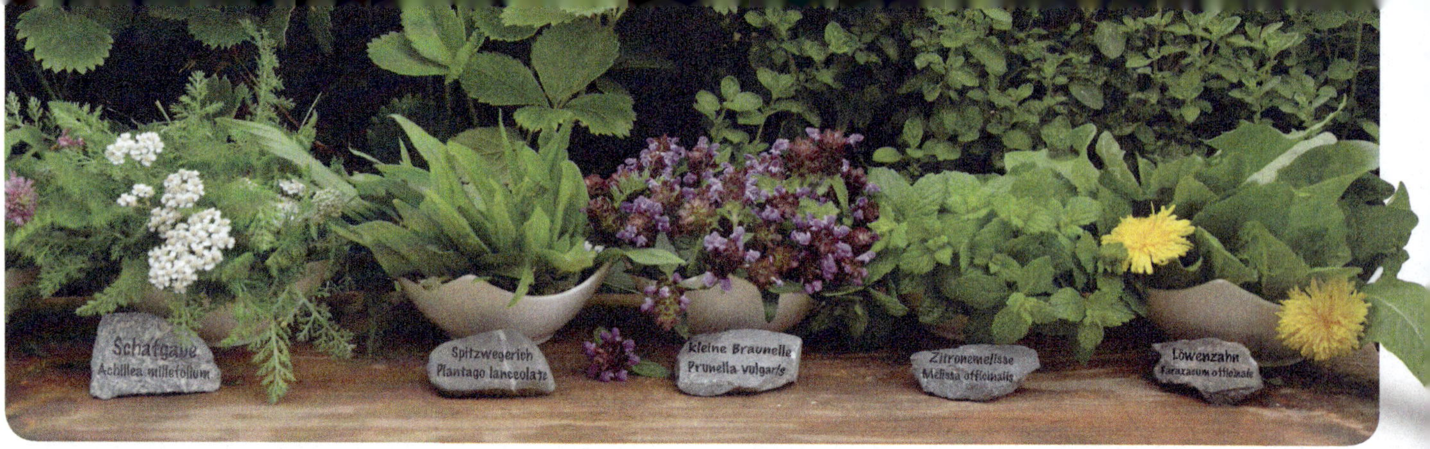

Der botanische Name

Um einen Überblick über das Pflanzenreich zu erhalten, werden Pflanzenarten von anderen Arten abgegrenzt beschrieben und in ein System eingeordnet. Neben optischen Merkmalen steht aber vor allem die genetische Verwandtschaft im Zentrum.
Nah verwandte Pflanzen fasst man zu Gattungen zusammen, verwandte Gattungen zu Familien.
Innerhalb einer Gattung werden verschiedene Arten unterschieden. Der wissenschaftliche Name einer Art (oft lateinischen oder griechischen Ursprungs) setzt sich aus zwei Teilen zusammen. Dies bezeichnet man als binäre Nomenklatur, die vom schwedischen Botaniker Carl von Linné 1753 eingeführt wurde. Den ersten Teil des Namens bezeichnet die Gattung (Nachname), der zweite Teil steht für eine Art (Vorname) innerhalb dieser Gattung.

Weltweit gleich

Die Bezeichnung einer Pflanze ist regional unterschiedlich. So nennt man z.B. den Giersch in anderen Teilen Deutschlands auch „Geißfuß, Zipperleinskraut, Zaun-Giersch, Gemeiner Giersch, Dreifuß oder Podagrakraut".
Damit eine weltweite Verständigung der gleichen Pflanze ermöglicht wird, wurde diese vorhin schon erwähnte „binäre Nomenklatur" entwickelt. Mit dem botanischen Namen wissen nun alle Personen, die sich mit Pflanzen beschäftigen, um welche Pflanze es sich handelt.

Inhaltsstoffe & Wirkstoffe der Wildpflanzen

Anthocyane:

Anthocyane sind wasserlösliche Pflanzenfarbstoffe, die Blüten, Früchten und Gemüse eine intensive rote, violette oder blaue Färbung verleihen. Sie gehören zu den wertvollsten Antioxidantien der Natur, schützen unsere Zellen vor Alterung und sind entzündungshemmend.

Ätherische Öle:

Ätherische Öle werden häufig in den Blättern oder Blüten von Pflanzen produziert. Der einladende Geruch von Rose oder Lavendel, sowie der beißende Geruch der Zwiebel ist wohl jedem bekannt. Diese Gerüche sind die ätherischen Öle der jeweiligen Pflanze. Schon seit langem setzt man ätherische Öle ein, um bestimmte Wirkungen zu erzielen: zu entspannen, aufzuheitern, zu erfrischen, zu beruhigen, zu anzuerregen oder zu verwöhnen. Sie setzen sich aus den sogenannten sekundären Pflanzenstoffen zusammen, die eben diesen hohen, therapeutischen Nutzen haben.

Bitterstoffe:

Bitterstoffe sind eine aus Pflanzen isolierbare, in der Lebensmittelindustrie verwendete chemische Verbindung, die bitter schmeckt. Sie sorgen dafür, dass der Säureüberschuss im Gewebe des Körpers abgebaut und ausgeschieden werden kann. Außerdem regen sie die Drüsen im Verdauungssystem an und tragen zur Stärkung des Immunsystems bei. Bekannte Bitterstoffe befinden sich in grünem Tee oder Kaffee.

Carotinoide:

Dieser sekundäre Pflanzenfarbstoff verleiht Pflanzen den orangegelben Farbton und weist einen hohen Vitamin-A-Gehalt auf. Sie dienen als Antioxidantien und bringen positive Wirkungen bei der Prävention des metabolischen Syndroms mit sich.

Cholin:

Cholin ist ein Mikronährstoff, der eine enorme Wirkung auf die körperliche und mentale Leistungsfähigkeit hat, wie z.B. das Gedächtnis, der Stimmung, den Muskelbewegungen, einem regelmäßigen Herzschlag und es unterstützt die Funktion der Leber.

Cumarin:
Cumarin ist ein sekundärer Pflanzenstoff mit aromatischem, angenehm würzigen Geruch. In höheren Konzentrationen kommt er u.a. in Zimtsorten vor, wie zum Beispiel dem „Cassia-Zimt" oder eben auch dem bekannten Waldmeister. Er wirkt entzündungshemmend, beruhigend und krampflösend.

Flavonoide:
Flavonoide sind sekundäre Pflanzenstoffe, die meist in den äußeren Randschichten des jeweiligen Lebensmittels enthalten sind, z.B. in Äpfeln und Zwiebeln. Sie sind für die Farbgebung der Pflanzen verantwortlich und schützen sie vor schädlichen Umwelteinflüssen. Die meisten Flavonoide haben eine gelbliche Färbung, woraus auch der lateinische Name hergeleitet wird, flavus = gelb. Den Flavonoiden werden besondere, gesundheitlich positive Wirkungen zugeschrieben.

Gerbstoffe:
Gerbstoffe gehören zu den sekundären Pflanzenstoffen. Im chemischen Sinne handelt es sich um Verbindungen, die Proteine in ihre Bestandteile zerlegen, z.B. in die einzelnen Aminosäuren. Gerbstoffe reagieren sauer. Durch sie entsteht zum Beispiel der typisch herbe, säuerliche Geschmack bei Heidelbeeren oder Schlehen. Zudem wirken sie adstringierend (zusammenziehend) auf Schleimhäute und verursachen ein pelziges Gefühl auf der Zunge.

Glykoside/ Glucosinolate:
Für viele Pflanzen dienen die Glycoside als Zuckerspeicher in der Nacht, als Transportmittel oder als bestimmte Schutzeinrichtungen. Die meist bekannten Glycoside sind die Senfölglycoside, die für den bitteren, scharfen Geschmack in Kohlsorten, Senf oder Retticharten verantwortlich sind. Sie weisen starke antibakterielle und antivirale Eigenschaften auf.

Kieselsäure:
Kieselsäure ist die Säure einer Verbindung von Sauerstoff und Silizium. Auch bekannt als Siliziumdioxid. Silizium ist ein Spurenelement und in fast jeder Zelle unseres Körpers vorhanden. Gerade die schnell wachsenden Zellen wie Haut, Haare und Nägel enthalten

viel Kieselsäure. Sie hemmt auch den Alterungsprozess im Körper und wirkt entzündungshemmend.

Kampfer:

Kampfer ist ein weißer Feststoff, der aus dem ätherischen Öl des Kampferbaumes gewonnen wird. Er wirkt krampflösend auf die Bronchien, ist durchblutungs- und kreislauffördernd. Allerdings besitzt er auch giftige Eigenschaften und darf daher nur vorsichtig angewendet werden. Kampfer eignet sich zum Inhalieren und zur äußerlichen Anwendung als Salbe, innerlich bei Kreislaufproblemen und niedrigem Blutdruck.

Iridoide:

Iridoide dienen der Abwehr von Fressfeinden der Pflanze. Sie enthalten auch antimikrobielle Wirkung und bieten der Pflanze Schutz vor Bakterien und Pilzen. Iridoide zeichnen sich unter anderem durch einen außergewöhnlich bitteren Geschmack aus.

Mineralstoffe (Mineralien):

Anorganische Stoffe, die für unseren Körper essentiell (notwendig) sind. Man unterscheidet zwischen zwei Arten von Mineralien. Die Spurenelemente (Eisen, Fluor, Jod, Zink, Silizium, Selen ect.) und Mengenelementen (Kalium, Kalzium, Magnesium, Phosphor u.a.). Sie unterscheiden sich durch ihr Mengenvorkommen im menschlichen Körper.

Saponine:

Saponine sind sekundäre Pflanzenstoffe, die in wässriger Lösung Schaum bilden. Viele Saponine haben antibakterielle und antifungizide (pilzfeindliche) Eigenschaften.

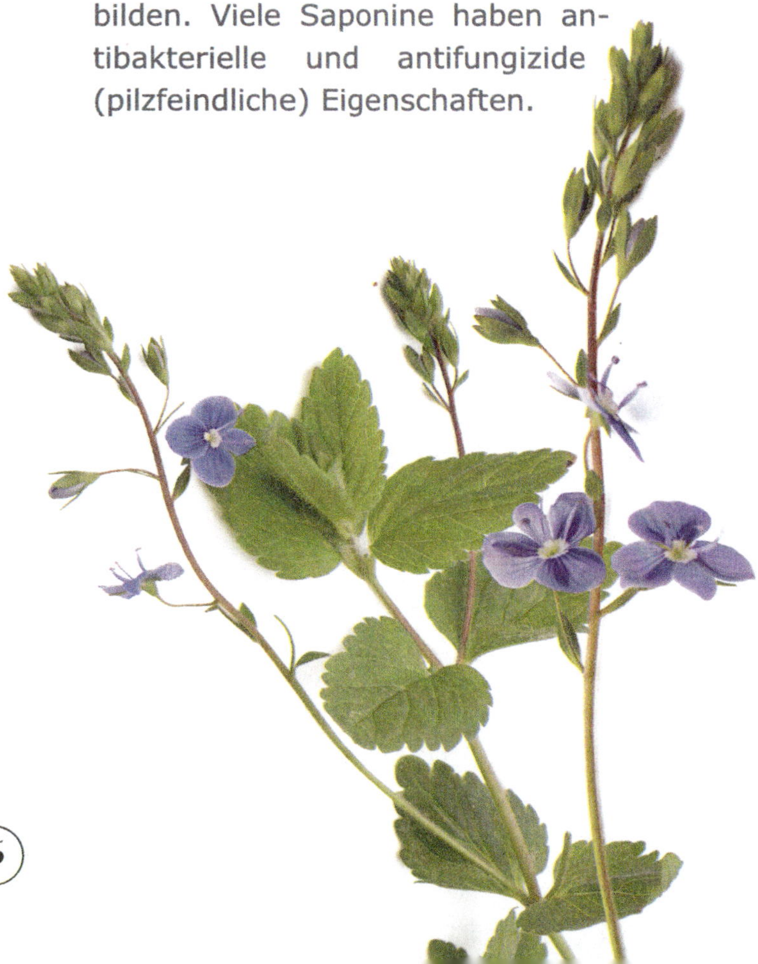

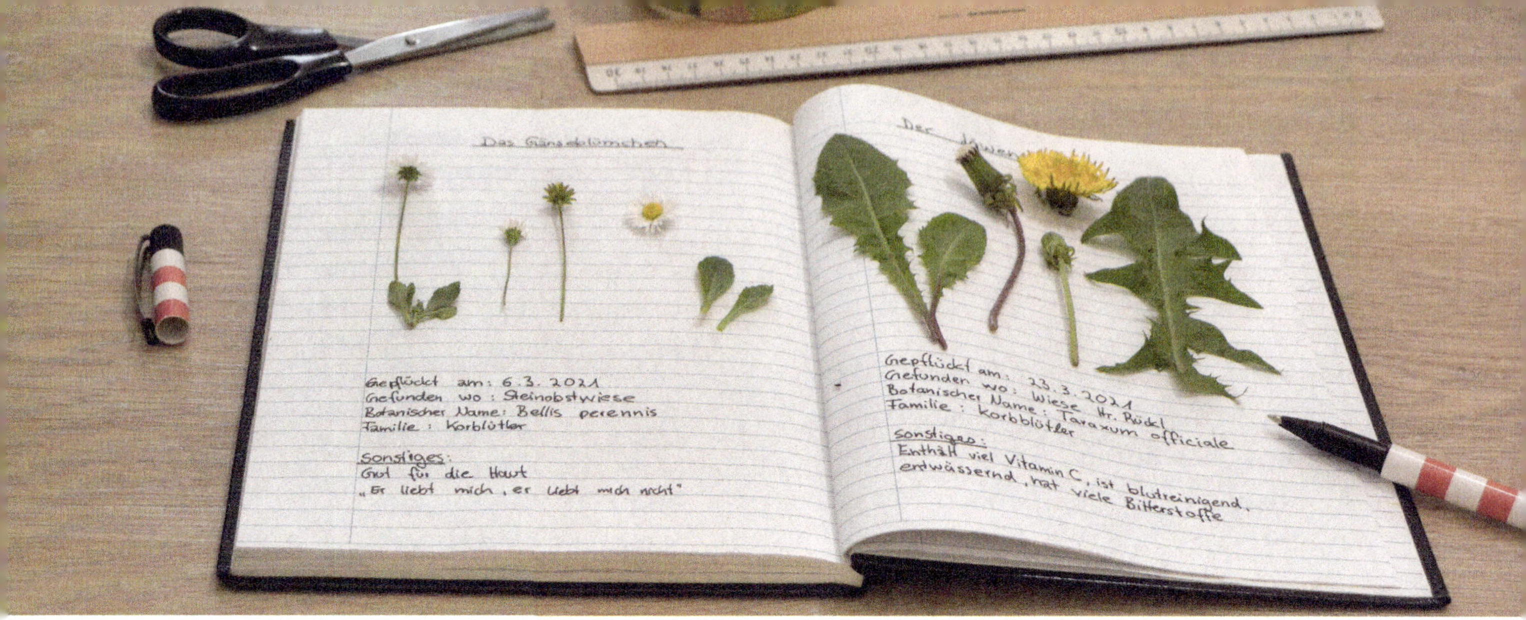
Das Gänseblümchen
Gepflückt am: 6.3.2021
Gefunden wo: Steinobstwiese
Botanischer Name: Bellis perennis
Familie: Korblütler
Sonstiges:
Gut für die Haut
„Er liebt mich, er liebt mich nicht"
Gepflückt am: 23.3.2021
Gefunden wo: Wiese
Botanischer Name: Taraxum officiale
Familie: Korbblütler
Sonstiges:
Enthält viel Vitamin C, ist blutreinigend,
entwässernd, hat viele Bitterstoffe

Das Herbarium (v. Lat. : herba= Kraut)

Ein Herbarium oder Herbar ist eine Sammlung getrockneter und/oder gepresster Pflanzenteile. Es ist eine Möglichkeit Pflanzen kennen zu lernen, mit ihnen zu arbeiten und lange platzsparend aufzubewahren. Die Pflanzen werden hierbei auf Papier befestigt und beschriftet. Ein Herbarium kann aus einzelnen Papierbögen oder einem Buch bestehen.

Wer kann ein Herbarium gestalten?

Zuerst: Jeder kann ein Herbarium anlegen. Auch DU!
Aber auch Wissenschaftler und Biologen sammeln Pflanzen, die sie noch nicht kennen und machen sie durch das Pressen und Sammeln haltbar. Wenn du kreativ bist, Kinder hast, oder einfach nur Freude am Gestalten, ist ein Herbarium ein wunderschönes Andenken, Pflanzen zu erhalten und zu bestimmen. Das älteste Herbarium ist aus dem 16. Jahrhundert und stammt von Prof. Luca Ghini.
Früher hat man Herbarien dazu benutzt, gesammeltes Wissen über Pflanzen zu erhalten und weiter zu geben.

1. Wie gestaltet man ein Herbarium?

Beim Sammeln von Pflanzen für ein Herbarium geht man etwas anders vor,

als beim Sammeln von Wildkräutern, die gleich verzehrt werden.
Aus diesem Grund habe ich hier noch einmal kurz für dich aufgelistet, was du hierbei beachten musst:

- Am Besten nur Wildpflanzen oder Blätter von Laubbäumen sammeln.
- Keine geschützten Pflanzen sammeln.
- Pflanzen immer an trockenen Tagen sammeln.
- Möglichst vollständige, blühende Pflanzen sammeln.
- Pflanze gleich in einen z.B. verschließbaren Gefrierbeutel oder in ein Buch legen und sofort beschriften (Fundort, Datum, Name).

2. Was sollte man beim Sammeln alles dabei haben?

- Schere, Messer
- Stofftasche, Korb
- Stift, Klebeetiketten oder Zettel evtl. Bestimmungsbuch

3. Pflanzen pressen:

Du kannst dir eine Pflanzenpresse kaufen oder die Pflanzenteile in einem dicken Buch pressen. Eine andere Möglichkeit ist, sich ein Notizbuch zu kaufen und die Pflanze jeweils in eine Doppelseite einlegen. Vergiss nicht, deine Pflanze sofort zu beschriften.

4. Pflanzen in das Herbarium einkleben:

Nach etwa einer Woche kannst du die Pflanzenteile einkleben. Dafür kannst du Sprühkleber verwenden, sie aufnähen oder mit durchsichtigem Klebeband befestigen. Hier sind deiner Kreativität keine Grenzen gesetzt. Beschrifte die Pflanze mit folgenden Themen:

- Name
- Sammeldatum
- Fundort
- Botanischer (lateinischer) Name
- Pflanzenfamilie
- Bemerkungen/ Sonstiges

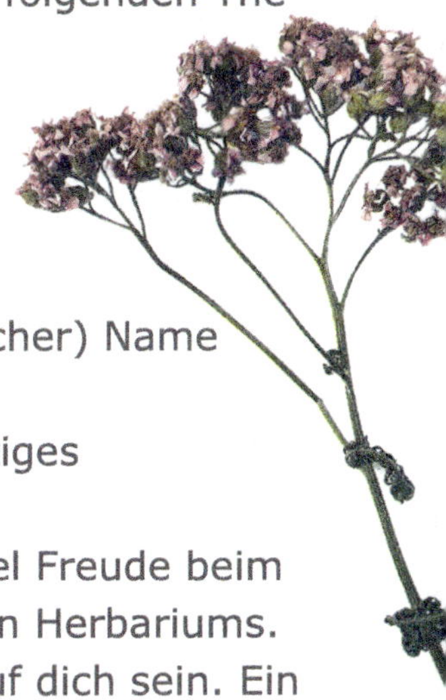

Nun wünsche ich dir viel Freude beim Erstellen deines eigenen Herbariums. Du kannst sehr stolz auf dich sein. Ein eigenes, selbstgemachtes Herbarium hat nicht jeder!

Zubereitungsarten von Wildkräutern

Grundsätzlich gilt, je frischer die Wildkräuter verwendet werden, desto mehr Inhaltsstoffe enthalten sie. Schon bei einer Lagerung einiger Tage im Kühlschrank können Nähr- und Vitalstoffe verloren gehen.
Deshalb: Wenn möglich, erst kurz vor dem Verarbeiten pflücken.

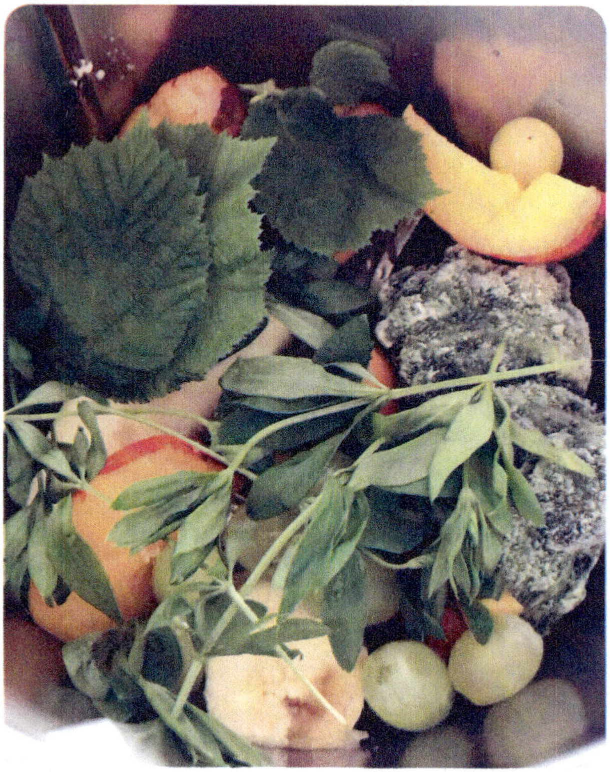

Wenn dies nicht möglich ist, die frischen Kräuter auf ein feuchtes Küchenkrepp legen, in einer Vorratsdose im Kühlschrank aufbewahren und in 1-2 Tagen aufbrauchen.

Roh:

Die frischen Kräuter werden entweder kleingeschnitten und wie herkömmliches Küchenkraut verwendet, oder im Ganzen verarbeitet (wie z.B. in Smoothies).

Gekocht/ Gebacken:

Die Wildkräuter werden in Suppen (wie z.B. in der Neunkräutersuppe) und Eintöpfen gekocht. Sie können in alle Arten von salzigen Teigen mit eingearbeitet werden.

Gebraten/ Frittiert:

Einzelne Blätter der Wildkräuter wie z.B. Salbei, Brennessel, Schafgarbe, Spitzwegerich etc. in Bierteig tunken und in heißem Öl goldbraun ausbacken (frittieren). Kleingeschnittene Kräuter in den Pfannkuchenteig mit einarbeiten und ausbraten. Frische, kleingeschnittene Kräuter in Bratlingen oder in ein Omelett mit einarbeiten und ebenfalls anbraten.

Als Teeaufguss:

Eine Hand voll frischer Kräuter (Brennnessel, roter Wiesenklee, Spitzwegerich etc.) mit heißem, nicht mehr kochendem Wasser übergießen und etwa 3-10 Minuten ziehen lassen. Je länger, desto intensiver der Geschmack. Während des Ziehvorgangs einen Teller auf den Tee legen, damit die gesundheitsfördernden ätherischen Öle in das Wasser übergehen und nicht über die Luft entweichen. Mit etwas Honig und evtl. einem Spritzer Zitronensaft verfeinern und warm genießen.

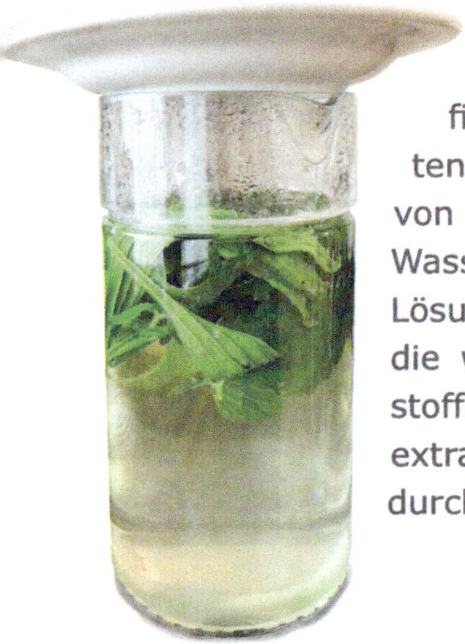

Der Teeaufguß ist einer der am häufigsten angewandten Auszugsmethoden von Wildkräutern, da Wasser ein sehr gutes Lösungsmittel ist, um die wertvollen Inhaltsstoffe einer Pflanze zu extrahieren und dadurch aufzunehmen.

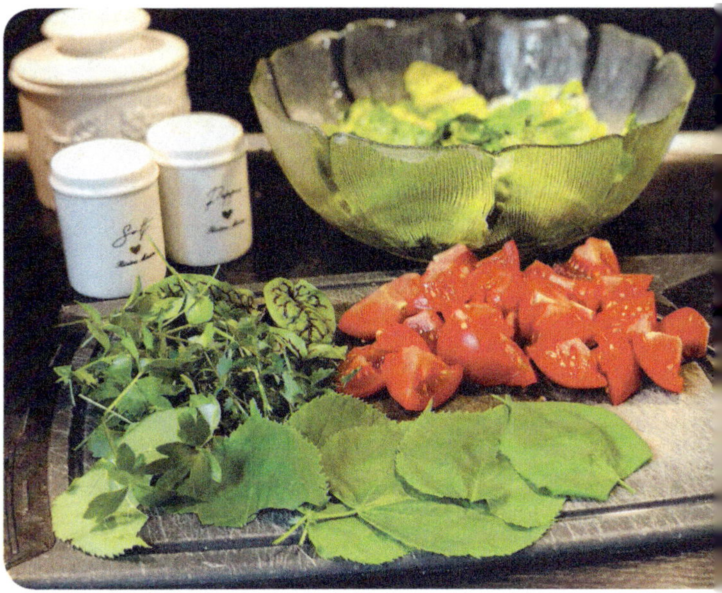

Oxymel (Sauerhonig):

Ein Oxymel ist ein immunstärkendes Elixir aus naturbelassenem Honig, biologisch natürtrübem Essig zu Wildkräutern und Blüten im Verhältnis 1:1:1. Man gibt die Mischung in ein sauberes Glas mit Deckel und lässt dies ca. 2-3 Wochen ausziehen. Dabei immer wieder schütteln. Danach die Mischung abseihen und pur oder verdünnt in Wasser trinken.

Als Kaltwasserauszug (Mazerat):

Ein Mazerat ist ein Verfahren, dass die Inhaltsstoffe einer Pflanze langsam herauslöst.

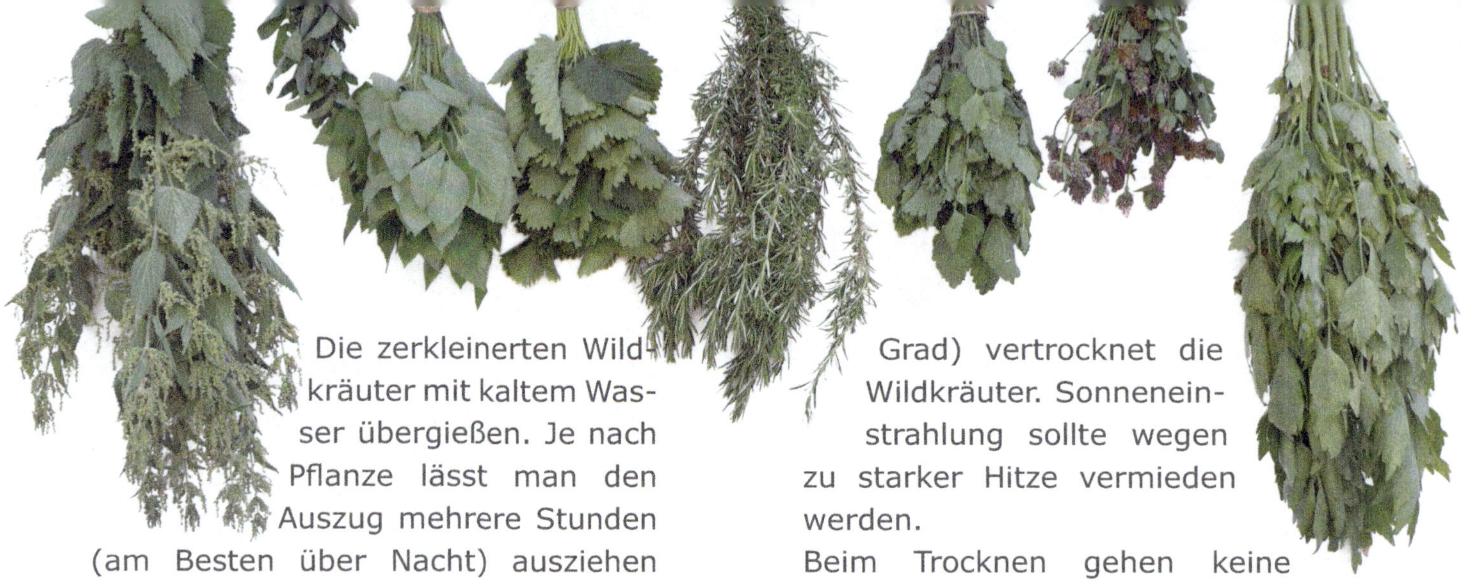

Die zerkleinerten Wildkräuter mit kaltem Wasser übergießen. Je nach Pflanze lässt man den Auszug mehrere Stunden (am Besten über Nacht) ausziehen und seiht ihn anschließend ab. Gilt z.B. für Holunderblüte, Lavendel, Verbene, Zitrone, Melisse u.v.m. (Auch Ingwer entfaltet seine Scharfstoffe erst richtig, wenn er über Nacht in Wasser ausgezogen hat.)

Getrocknet:

Wildkräuter immer luftig trocknen, sodass Luft von oben und unten zirkulieren kann z.B. mit einem Leintuch auf dem Wäscheständer oder einem Trocknungsnetz. Du kannst die Kräuter auch zum Trocknen aufhängen, wenn genügend Platz vorhanden ist.

Schonendes Trocknen gewährleistet, dass alle Nährstoffe in den Wildkräutern erhalten bleiben. Zu schnelle und heiße Trocknung (im Ofen über 35 Grad) vertrocknet die Wildkräuter. Sonneneinstrahlung sollte wegen zu starker Hitze vermieden werden.

Beim Trocknen gehen keine Nährstoffe verloren. Das Einzige, das verloren geht, ist das Wasser in den Blättern.

Zum Aufbewahren eignen sich am Besten große Gläser mit Verschluss, die man dann an einem, vor Licht geschützten Ort, lagert.

Kräuterbäder (Voll-, Sitz- und Fußbäder):

Für ein Kräuterbad werden Kräuter ein paar Minuten lang in ca. 3 Liter Wasser abgekocht und der Sud ins Badewasser gegeben. Die Haut kann so Giftstoffe ausscheiden und die Wirkstoffe der Kräuter aufnehmen. Ein Bad mit Lavendel, Frauenmantel, Schafgarbe oder Rosenblüten entspannt und gibt dem Körper neue Kraft.

Auszüge:

Für Salben und Cremes (z.B. Ringelblumensalbe, Zugsalbe)

Ölauszug: Man nimmt eine Hand voll Blüten und lässt sie in einem hochwertigen Pflanzenöl (Olivenöl, Mandelöl) ca. 1-2 Wochen ausziehen.

Für eine Salbe gilt: 10 Teile eines Ölauszuges ziehen lassen und mit einem Teil Bienenwachs erwärmen. Die Salbe wird warm vermischt und in saubere Gläser abgefüllt. Zu diesem Grundrezept können ätherische Öle deiner Wahl hinzugefügt werden.

Kräutersirup:

Ein bis zwei Hand voll Wildkräuter in einem Liter Wasser für max. 24 Stunden ausziehen lassen. Unter Kochen ein Kilo Zucker unterrühren und in saubere Flaschen abfüllen. Hierfür eignen sich Holunderblüten, Veilchenblüten, Wiesenkräuter oder Waldmeister.

Honig:

Eine kleine Hand voll frische, grüne Triebe von Fichten, Tannen, Kiefern, oder Löwenzahnblüten werden in ein 30 ml Gefäß gegeben und mit flüssigem Honig aufgefüllt. Den Honig ca. 3 Wochen bei Raumtemperatur ausziehen lassen, abseihen und in ein sauberes Glas umfüllen. Unter Ausschluss vor Licht, ist der Honig etwa ein halbes Jahr haltbar.

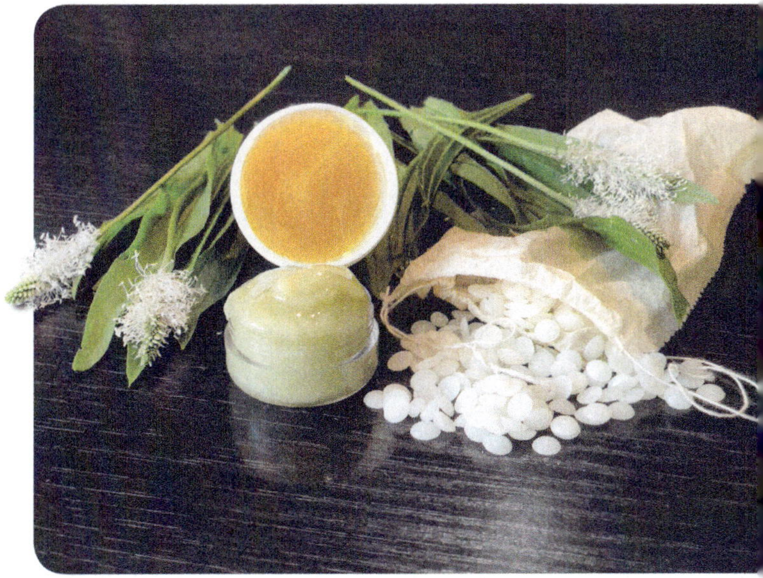

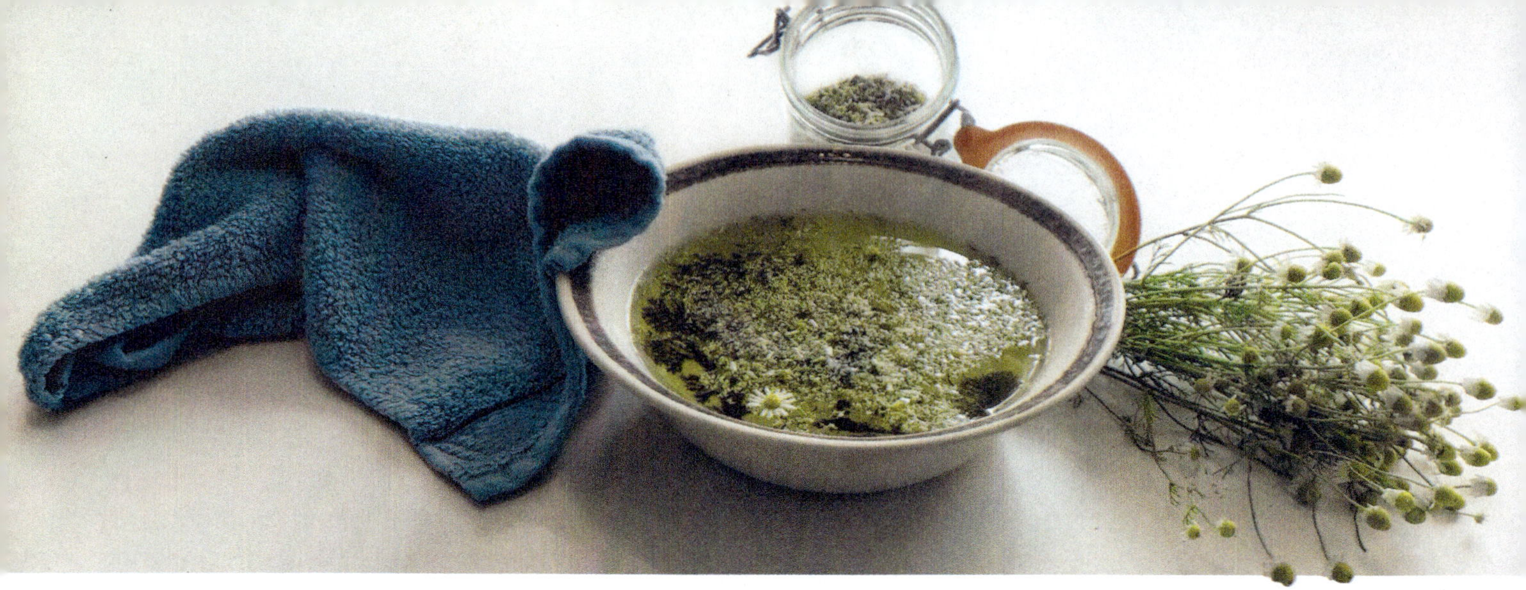

Tinktur:

Eine Tinktur ist ebenfalls ein Auszug, die mit 40% Korn oder Obstbranntwein gewonnen wird (z.B. Schwedenbitter).
Eine dunkle Flasche mit einer größeren Einfüllöffnung wird locker mit den jeweiligen Kräutern gefüllt und mit ca. 40% Branntwein übergossen. Gut verschlossen an einem warmen Ort (z.B. Fensterbank) 14 Tage oder länger ausziehen lassen. Dabei täglich schütteln. Nach der Ausziehzeit abseihen und umfüllen. An einem dunklen Ort, und am Besten in einem dunklen Gefäß, ist die Tinktur über Jahre haltbar.
Tinkturen werden innerlich tropfenweise, verdünnt mit Tee (1 TL auf 1 Tasse) eingenommen oder äußerlich in Form von Umschlägen angewendet.

Inhalat:

Frische oder getrocknete Kräuter wie Kamille, Pfefferminze, Huflattich oder Thymian in einem Topf mit heißem Wasser übergießen. Nach einer kurzen Abkühlzeit den Kopf mit einem Handtuch bedeckt über den Topf halten und etwa 10 min. inhalieren. Diese Kräuter lösen den Schleim, sind entzündungshemmend und wirken beruhigend auf Körper und Geist.

Wildkräuter und Heilpflanzen

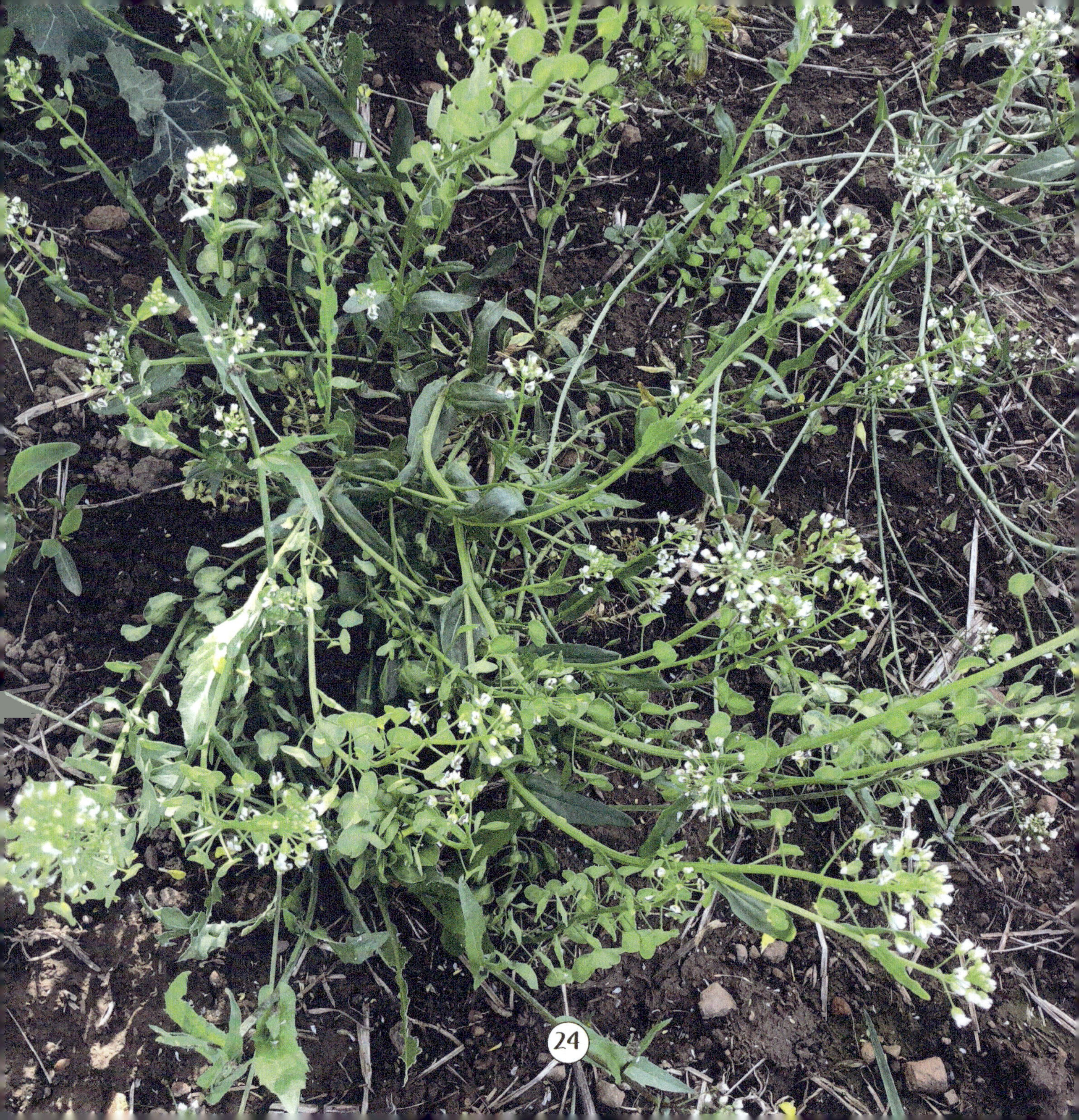

Das Acker-Hellerkraut

Das Acker-Hellerkraut hat den Botanischen Namen *„Thlaspi arvense"* und gehört zur Familie der Kreuzblütengewächse.

Wo man es findet:

Man findet es häufig auf Äckern mit lockeren, aber nährstoffreichen Lehmböden.

Verwendete Pflanzenteile:

Es können die Blätter und Blüten der Pflanze verwendet werden.

Hauptblütezeit:

Mai - November

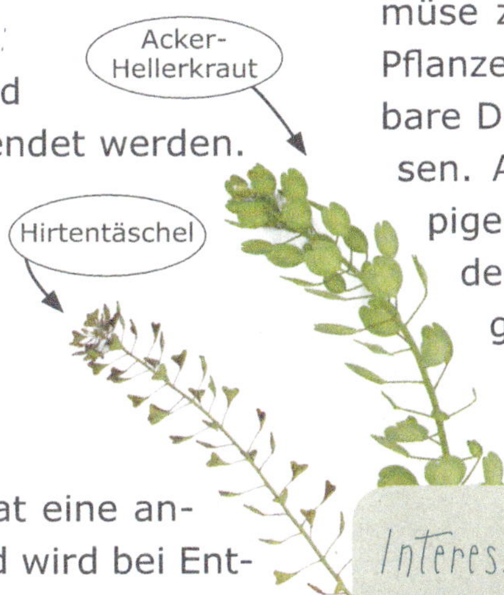

Die Heilwirkung:

Das Acker-Hellerkraut hat eine antibakterielle Wirkung und wird bei Entzündungen der Nieren als Tee eingesetzt. Desweiteren hilft es bei Menstruationsbeschwerden, sagt der Volksmund.

Seine Inhaltsstoffe:

Ätherisches Öl, Bitterstoffe, Vitamin C, Senföle, Vitamine und Magnesium.

Verwendung:

Die Blätter schmecken in Salaten, Smoothies, Wildkräutersuppen oder Dips und können zudem als gedämpftes Gemüse zubereitet werden. Die Blüten der Pflanze ergeben eine dezent würzige, essbare Dekoration auf verschiedenen Speisen. Außerdem werden die noch knospigen Blütenstände zusammen mit dem oberen Blütenstängel in Butter gebraten als leckeres Gemüse oder als roh knackige Salatbeigabe zubereitet.

Interessantes:

Es ähnelt dem Hirtentäschel, hat aber rundere „Taschen". Diesen verdankt die Pflanze vermutlich seinen Namen, weil ihre Schotenfrüchtchen in seiner Form an Münzen, bzw. Heller erinnern. Sehr häufig findet man sogar beide Pflanzen direkt am gleichen Standort.

(Mehr Infos zum Hirtentäschel auf Seite 45)

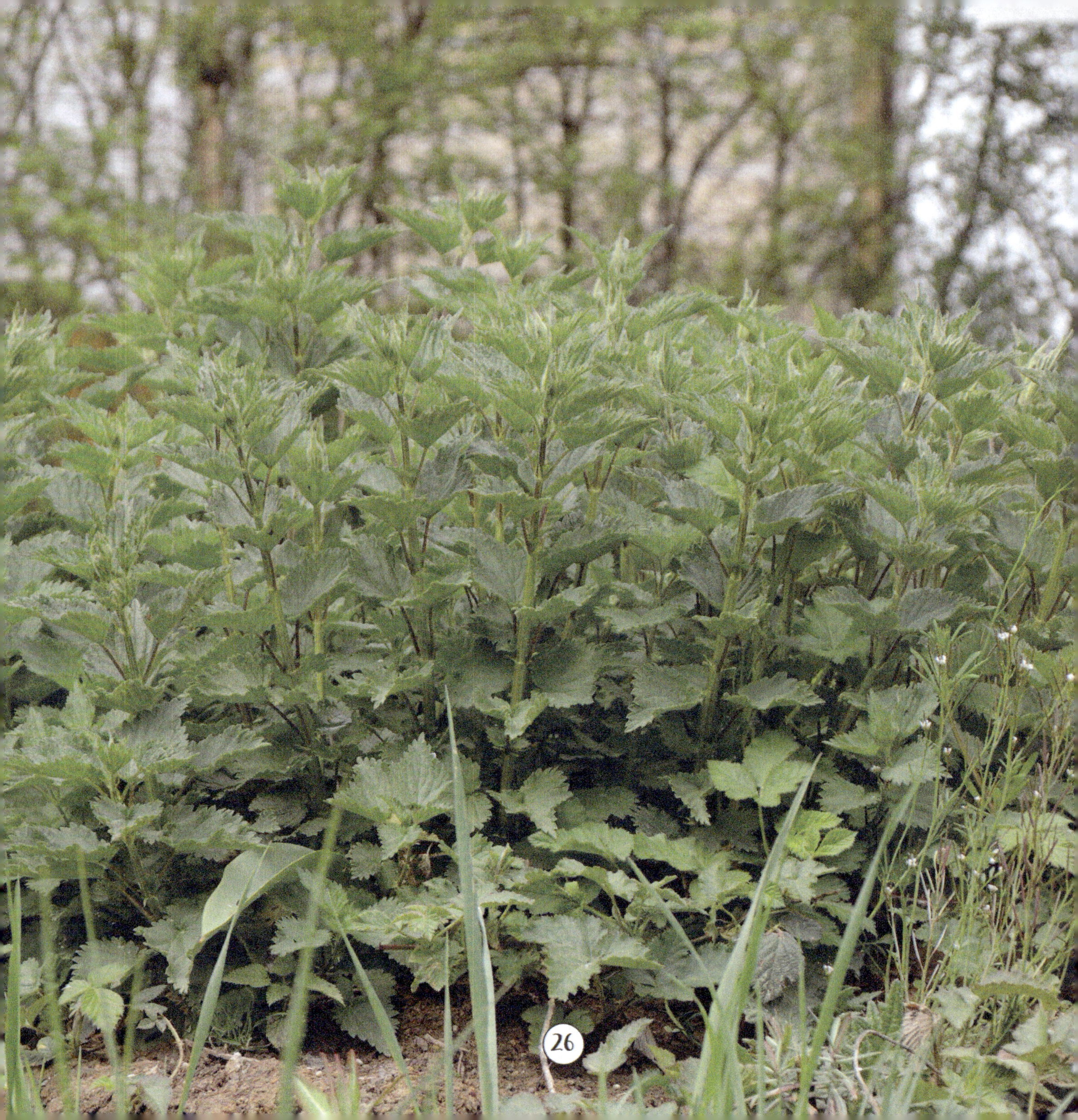

Die Brennnessel

Die Brennnessel hat den Botanischen Namen *„Urtica dioica"* und gehört zur Familie der Brennnesselgewächse.

Wo man sie findet:

Man findet sie häufig entlang an Hecken, Zäunen und Hütten. Die Brennnessel ist widerstandsfähig und ausdauernd. Sie siedelt sich auch gerne dort an wo der Mensch Spuren hinterlassen hat, wie z.B. auf Schuttplätzen oder verlassenen Höfen. Sie ist gerne dort, wo der Mensch auch zu finden ist.

Verwendung:

Als Teeaufguss, für Smoothies oder in Suppen. Die Samen können getrocknet und über sämtliche Speisen gegeben werden.

Verwendete Pflanzenteile:

Es können die Blätter und Samen der Pflanze verwendet werden.

Die Heilwirkung:

Die Brennnessel ist eines der heilkräftigsten Kräuter, die wir in der Natur finden. Sie wirkt entzündungshemmend, harntreibend, blutreinigend, blutdrucksenkend, hat einen hohen Proteingehalt und sie stimuliert das Immunsysthem sogar besser als Echinacea (Sonnenhut).

Ihre Inhaltsstoffe:

Histamin, Acetylcholin und Serotonin, Vitamine A, C und E, Eisen, Kalium, Mangan und Kalzium.

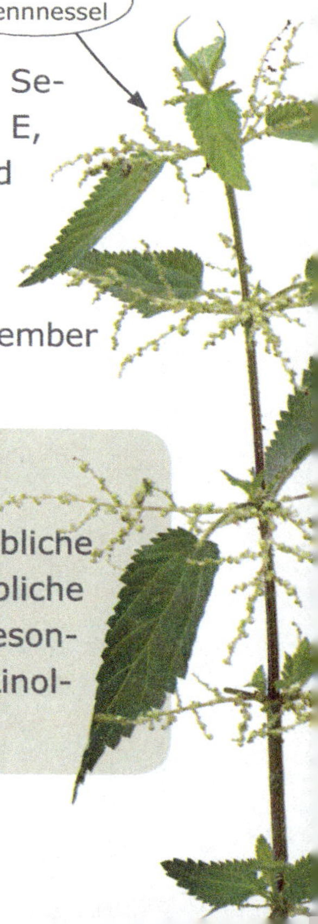

Hauptblütezeit: Januar - Dezember

Interessantes:

Die Brennnessel ist eine zweihäusige Pflanze, d.h. männliche und weibliche Blüten befinden sich getrennt auf verschiedenen Pflanzen. Der weibliche Blütenstand ist hängend, der männliche Blütenstand abstehend. Besonders die Samen der weiblichen Pflanze bestehen aus der wertvollen Linolsäure, sowie aus den Vitaminen A,C und E.

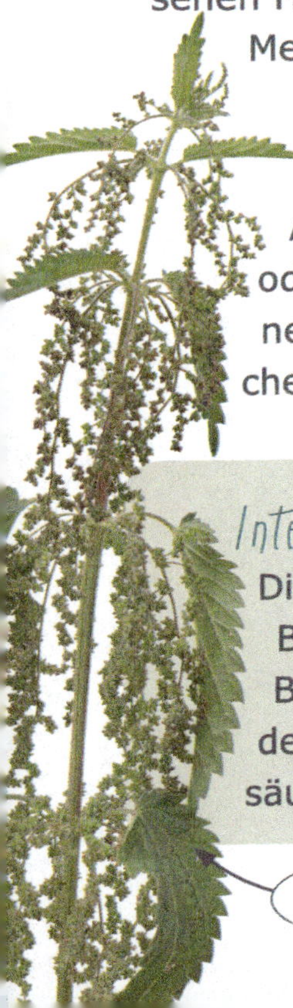

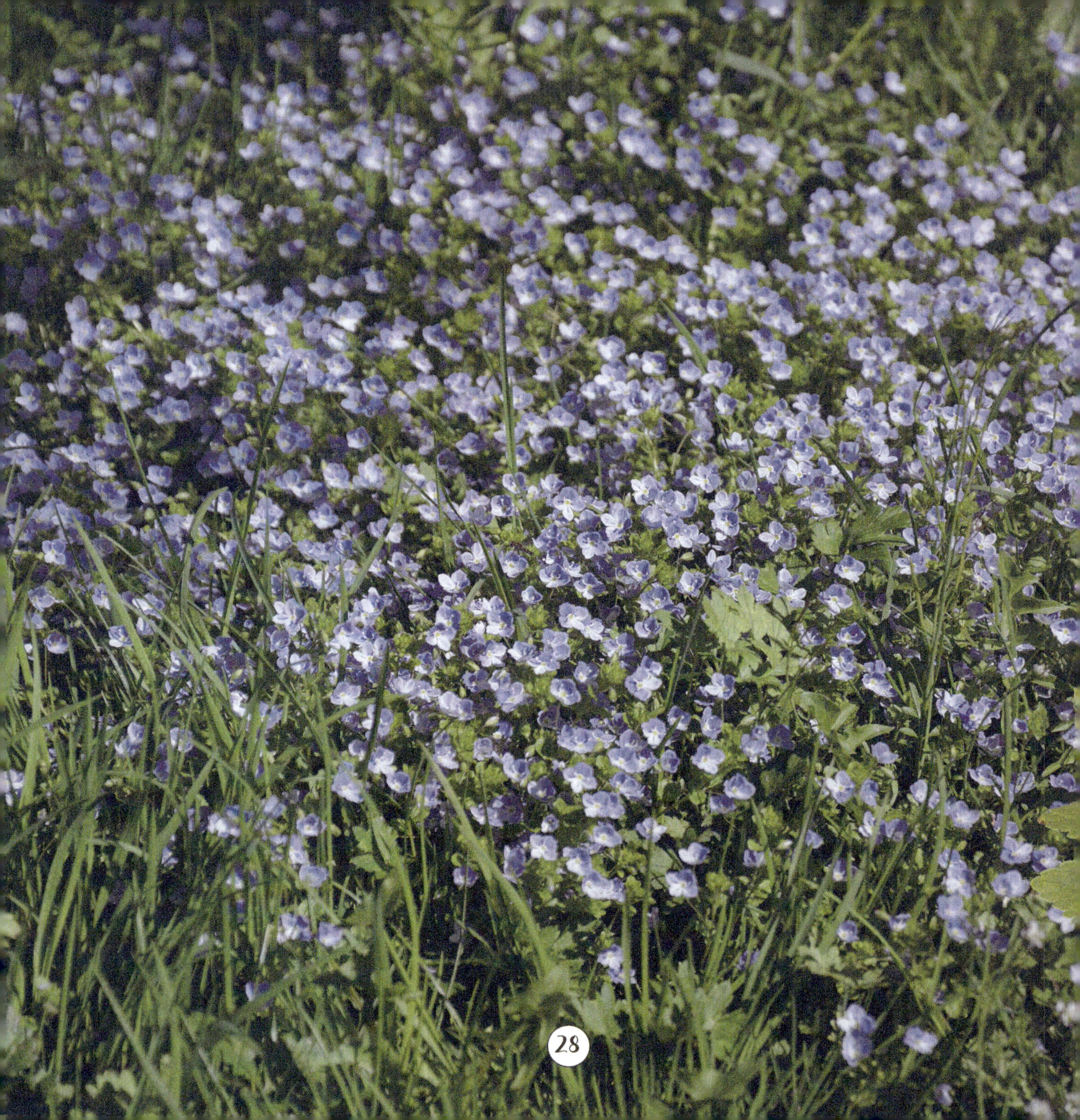

Der Ehrenpreis

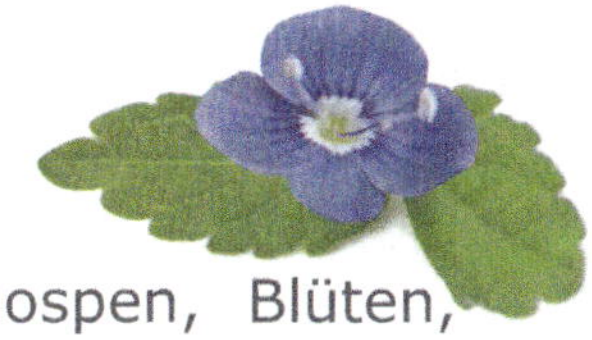

Der Ehrenpreis hat den Botanischen Namen *„Veronica chamaedrys"* und gehört zur Familie der Wegerichgewächse.

Wo man ihn findet:

Man findet ihn fast das ganze Jahr über auf vielen offenen und nährstoffreichen Böden, an Unkrautfluren, Äckern und auf Feldwegen.

Hauptblütezeit: Januar - Dezember

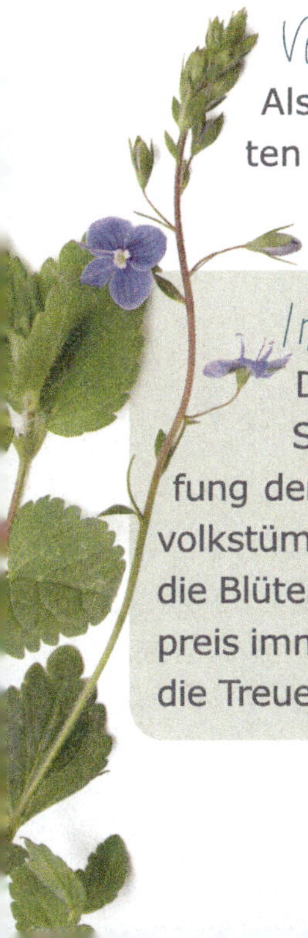

Verwendung:

Als Teeaufguss oder frisch in Salaten oder Smoothies.

Verwendete Pflanzenteile:

Es können die Blütenknospen, Blüten, Triebe und Blätter verwendet werden. Als Dekoration von Speisen ist er ein wunderschöner „Hingucker".

Die Heilwirkung:

Nach volkstümlicher Überlieferung soll der Ehrenpreis bei allerlei Beschwerden helfen, z.B. bei Atemwegsinfekten, Beschwerden im Magen-Darm-Trakt, der Leber, der Harnwege u.v.m. Er wirkt antibiotisch und ist blutdruckregulierend.

Seine Inhaltsstoffe:

Gerb- und Bitterstoffe, Glykoside, ätherisches Öl und Flavonoide

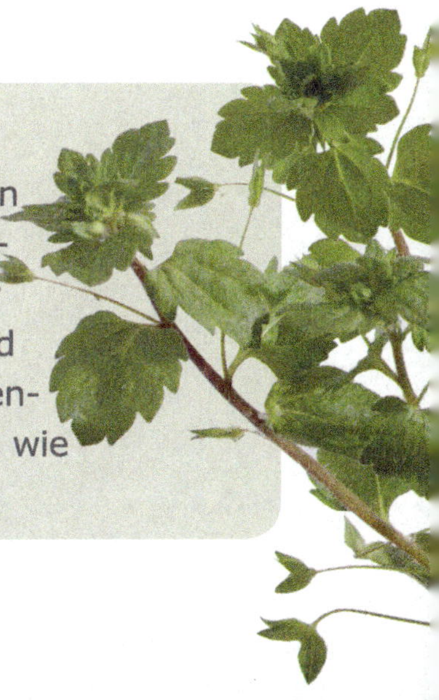

Interessantes:

Der Ehrenpreis wurde früher verehrt und man gab ihm den Spruch „Ehr- und Preis dem Ehrenpreis". Er wurde zur Bekämpfung der Pest eingesetzt und gegen allerlei Erkrankungen, wovon der volkstümliche Name „Allerweltsheil" zeugt. Ein Erkennungsmerkmal sind die Blüten, die bei Berührung sehr leicht abfallen. Daher wurde der Ehrenpreis immer wieder „Männertreu" genannt: „Die Blüte fällt so schnell ab, wie die Treue unehrenhafter Männer", sagt der Volksmund.

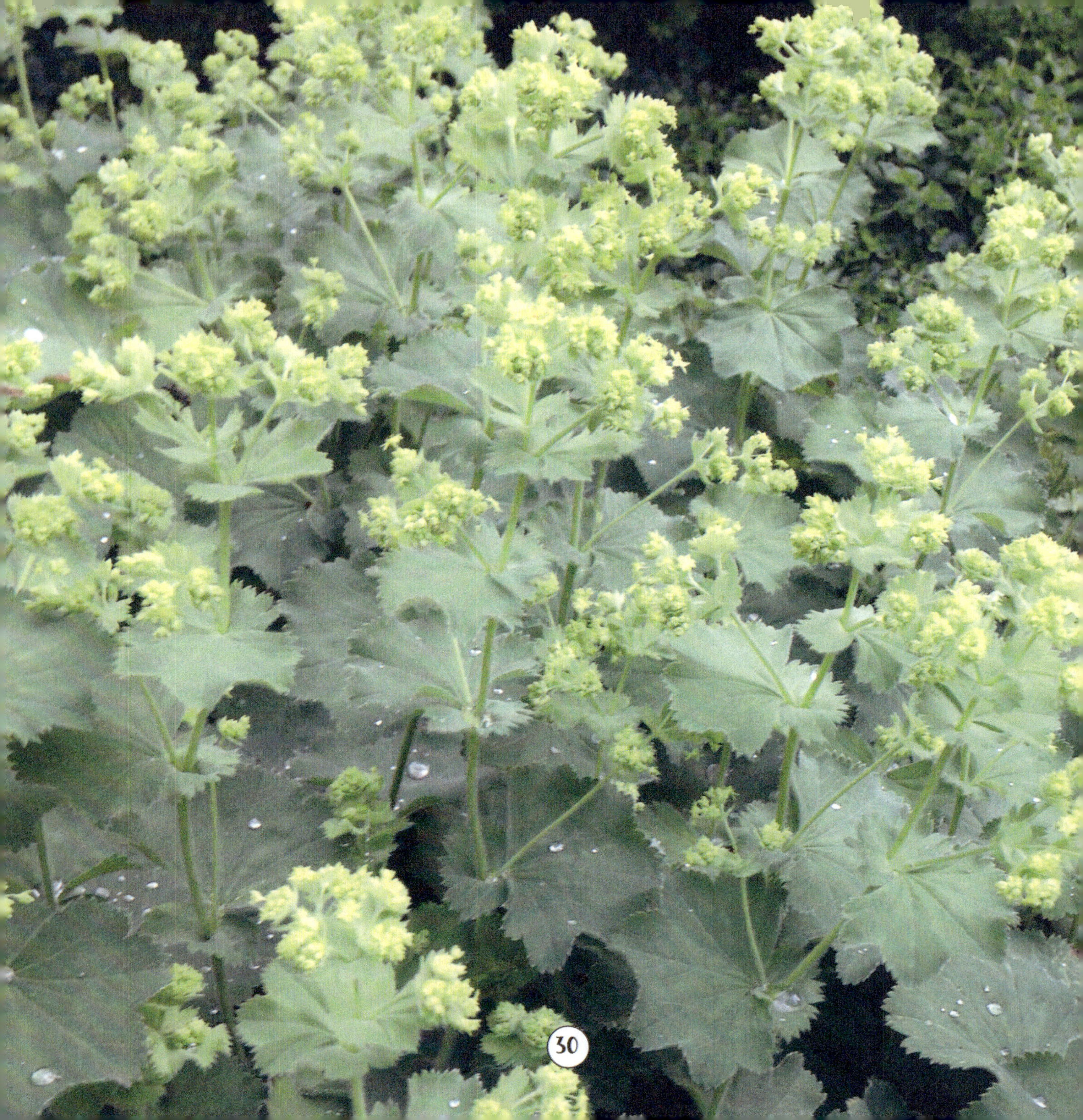

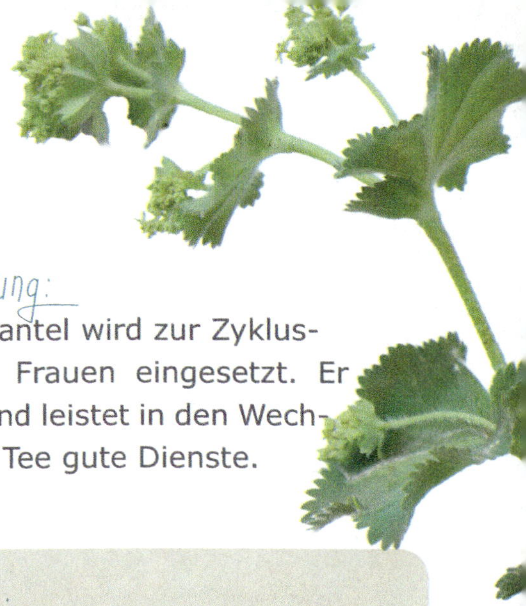

Der Frauenmantel

Der Frauenmantel hat den Botanischen Namen *„Alchemilla Vulgaris"* und gehört zur Familie der Rosengewächse.

Wo man ihn findet:

Man findet ihn auf lehmigen und feuchten Wiesen, an Ufern, Böschungen und in manchen Gärten. Überall dort wo er Platz findet, um sich mit seinen ausladenden Blättern frei zu entfalten.

Verwendete Pflanzenteile:

Es kann das ganze oberirdische Kraut, meistens die Blätter verwendet werden.

Seine Inhaltsstoffe:

Gerbstoffe, Flavonoide, Bitterstoffe, Phytosterine, Saponine und Glykoside

Hauptblütezeit: Mai - September

Verwendung:

Als Teezubereitung, als Aufguss oder Auszüge, z.B. für Salben.

Die Heilwirkung:

Der Frauenmantel wird zur Zyklusstärkung für Frauen eingesetzt. Er entkrampft und leistet in den Wechseljahren als Tee gute Dienste.

Interessantes:

Die Blätter des Frauenmantels filtern nachts durch Wurzeldruck bei hoher Luftfeuchtigkeit Wasser an die Oberfläche, und scheiden es als Guttationstropfen am Blattrand aus. Diese Tropfen kann man mit Tautropfen verwechseln. Früher wurden die Tropfen für die Hofdamen gesammelt, weil sie aufgrund ihrer Reinheit für ein faltenloses, straffes Antlitz sorgen sollten.

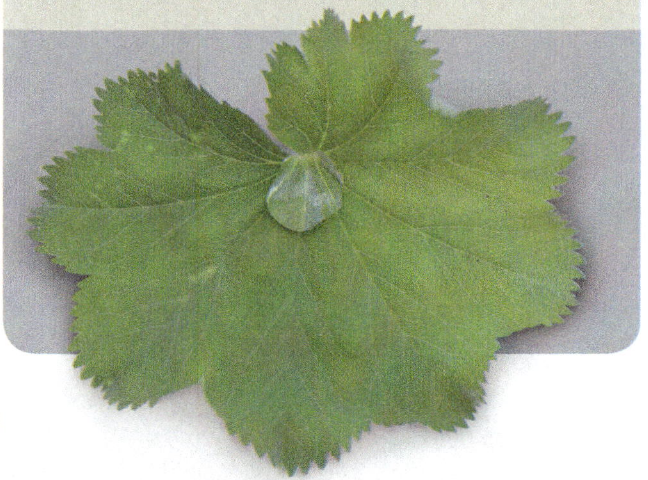

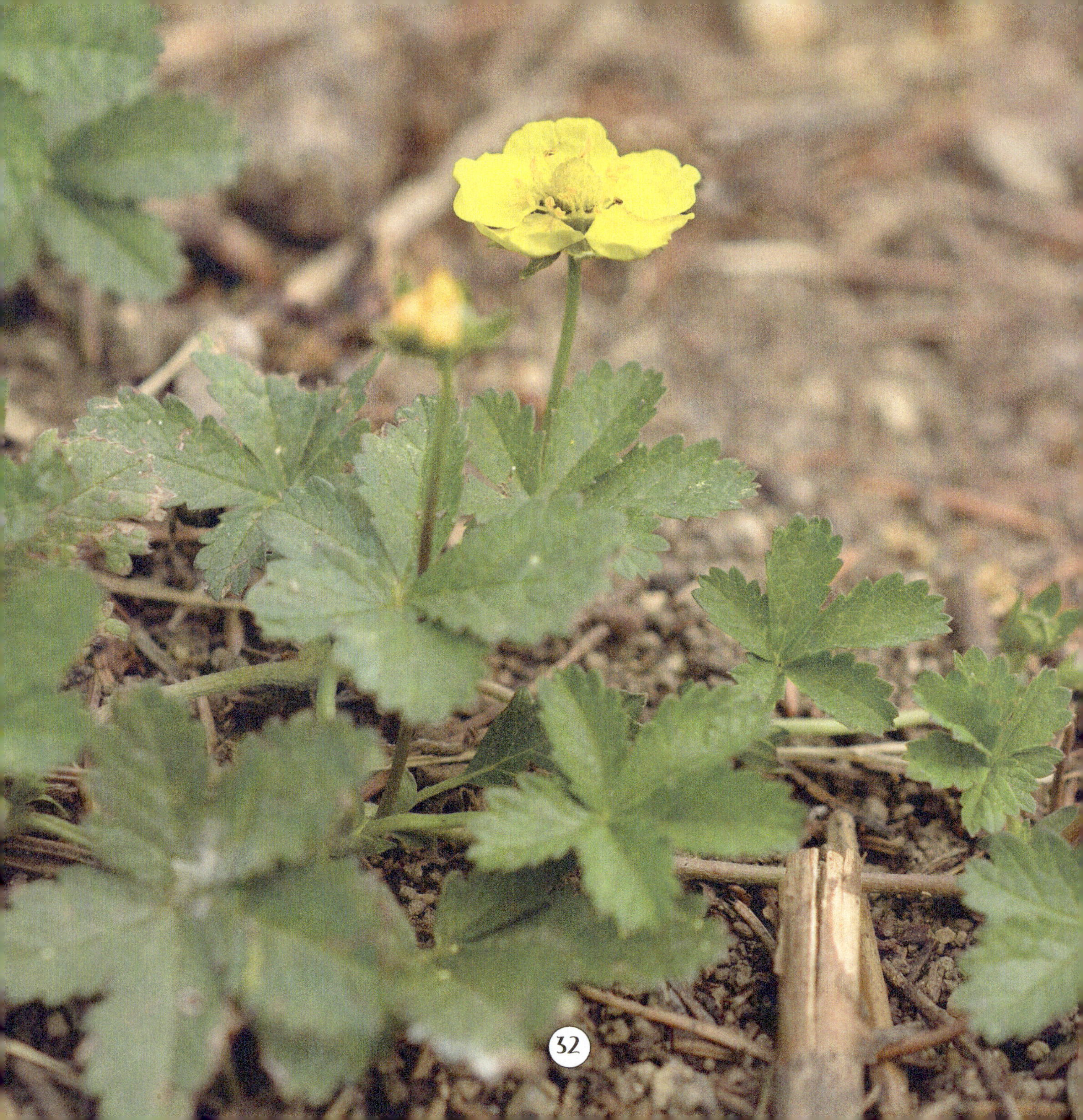

Das Fünffingerkraut

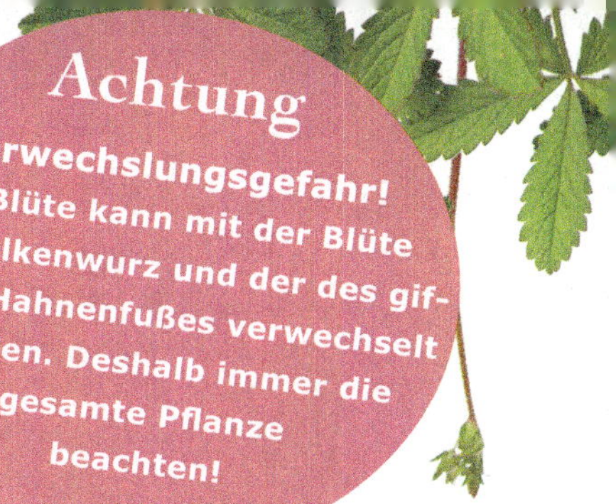

Achtung

Verwechslungsgefahr! Die Blüte kann mit der Blüte der Nelkenwurz und der des giftigen Hahnenfußes verwechselt werden. Deshalb immer die gesamte Pflanze beachten!

Das Fünffingerkraut hat den Botanischen Namen *„Potentilla"* und gehört zur Familie der Rosengewächse.

Wo man es findet:

Man findet es häufig auf feuchten Wiesen, Gärten, in Gräben/ Böschungen und an Waldrändern.

Verwendete Pflanzenteile:

Es können die Blüten und Blätter verwendet werden.

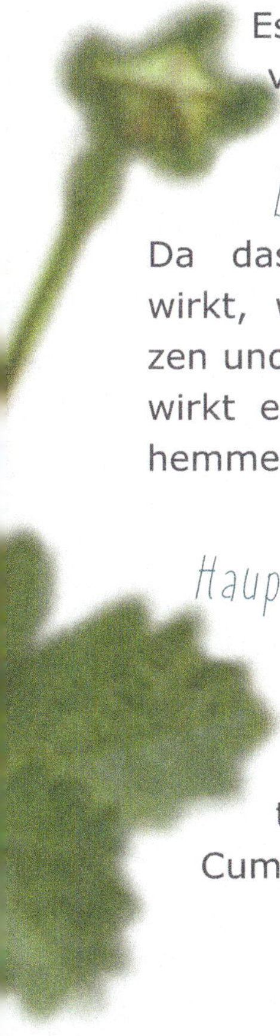

Die Heilwirkung:

Da das Fünfingerkraut adstringierend wirkt, wird es gern bei Bauchschmerzen und Krämpfen eingesetzt. Außerdem wirkt es schmerzstillend und durchfallhemmend.

Hauptblütezeit:

Juni - August

Seine Inhaltsstoffe:

Gerbstoffe, Bitterstoffe, Phytosterole, Schleimstoffe, Flavonoide, Cumarine, Cholin

Verwendung:

Die jungen Triebe eignen sich für Salate, Salatsoßen, Eintöpfe, Suppen, Kräuterkäse, Kräutermischungen und Gemüsefüllungen. Die Blätter schmecken leicht säuerlich, passen aber auch sehr gut in einen grünen Smoothie. Auch die Blüten sind essbar und schmecken süß-sauer. Sie passen als essbare Dekoration hervorragend in Salate und auf belegte Brote.

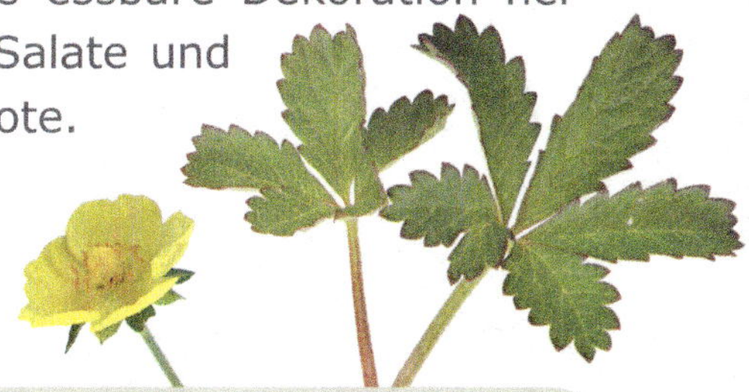

Interessantes:

Es gibt etwa 300 bis 500 verschiedene Arten des Fingerkrauts. Gut zu erkennen ist es an seinen fünfzählig gefiederten Blättern, die aussehen wie die Finger einer Hand. Die bekanntesten Fingerkräuter sind der Blutwurz und das Gänsefingerkraut.

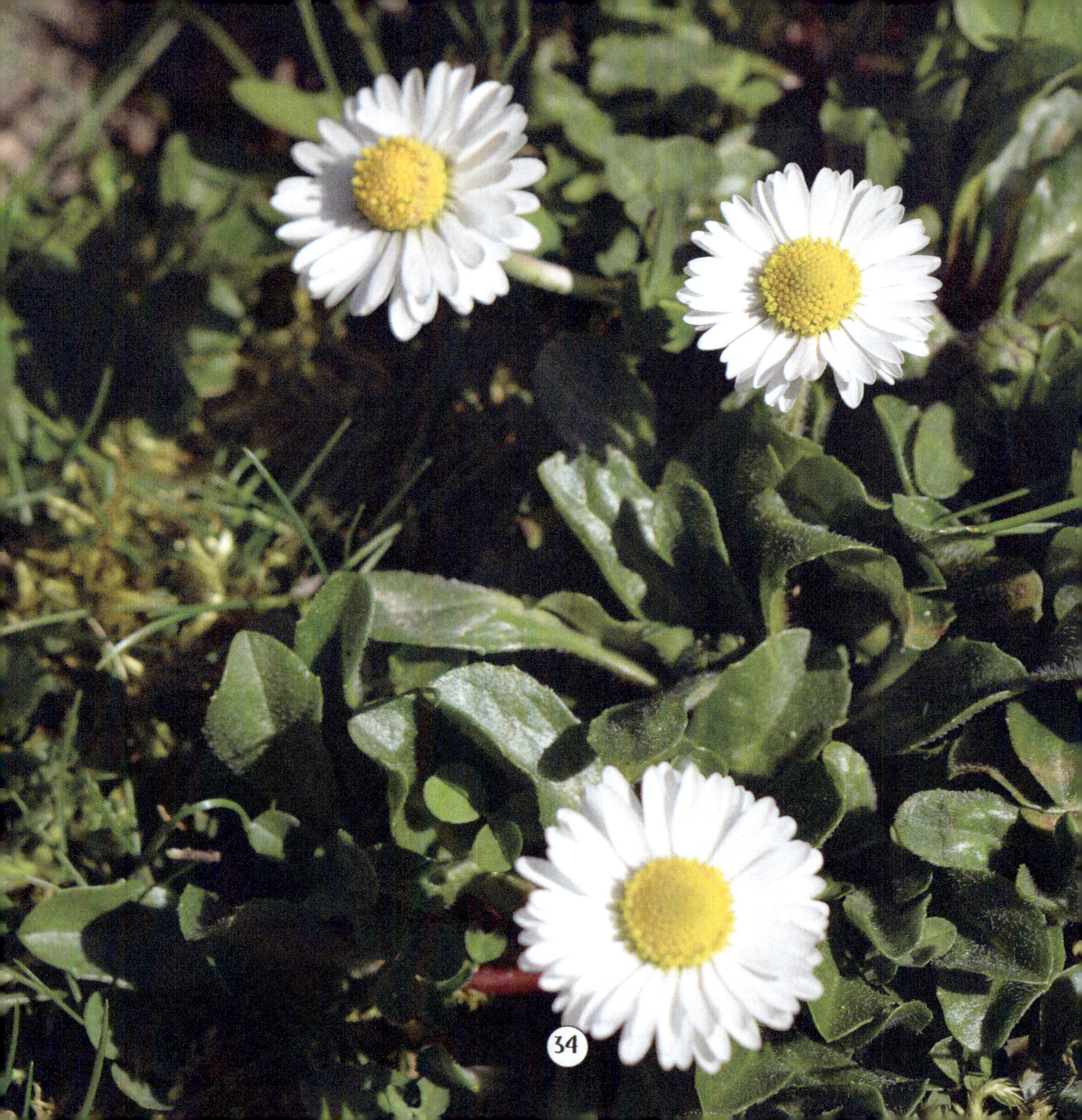

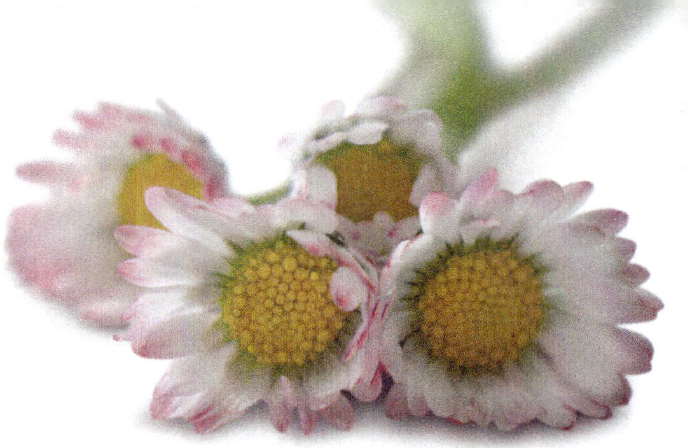

Das Gänseblümchen

Das Gänseblümchen hat den Botanischen Namen *„Bellis perennis"* und gehört zur Familie der Korbblütler.

Wo man es findet:

Man findet es auf Rasenflächen, nährstoffreichem Untergrund, auf Weiden, Wiesen und Gärten.

Verwendete Pflanzenteile:

Es können die Blätter, Blüten und Knospen verwendet werden.

Die Heilwirkung:

Das Gänseblümchen wird in der Volksheilkunde bei Hauterkrankungen und Kopfschmerzen angewandt. Es soll auch immunstärkend, hustenstillend, antimikrobiell und entzündungshemmend sein.

Seine Inhaltsstoffe:

Saponine, Ätherische Öle, Bitterstoffe, Gerbstoffe, Mineralien, Flavonoide

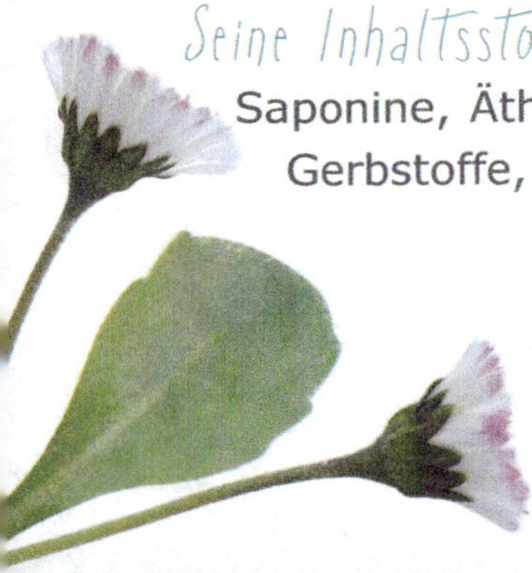

Hauptblütezeit: Januar - November

Verwendung:

Gänseblümchentee ist bei Kindern sehr beliebt. Dazu einfach 1 EL der frischen Blüten mit kochendem Wasser übergießen und genießen. Auch eignen sich seine schönen Blüten wunderbar als Dekoration in Salaten, im Kräuterquark oder auf dem Butterbrot. Äußerlich kann man das Gänseblümchen auch in Form einer Creme anwenden.

Interessantes:

Solange das Gänseblümchen wächst, schützt ein rosa Farbpigment die Blüte vor schädlichen UV-Strahlen und Kälte. Wenn das Wachstum abgeschlossen ist, wird der Farbstoff abgebaut.

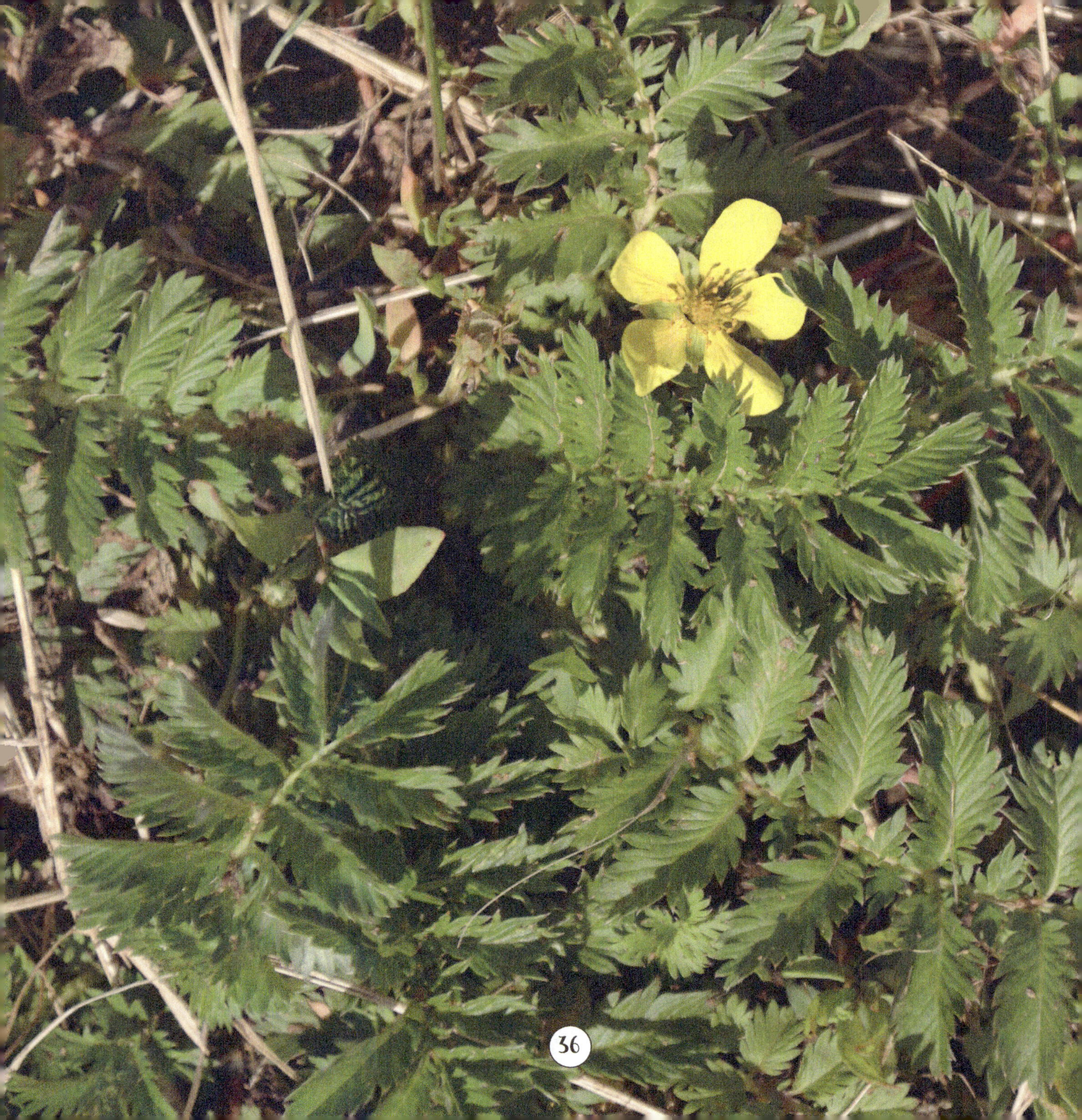

Das Gänsefingerkraut

Das Gänsefingerkraut hat den Botanischen Namen *„Potentilla anserina"* und gehört zur Familie der Rosengewächse.

Wo man es findet:

Es wächst auf sonnigen, halbschattigen Flächen, an Wegrändern, in Gräben und an Böschungen.

Verwendete Pflanzenteile:

Es können die Blätter, Blüten und Wurzeln verwendet werden.

Verwendung:

In Smoothies, kleingeschnitten als Kräuterbeigabe über Salate und jeglichen Gerichten.

Die Heilwirkung:

Durch seine adstringierenden, entzündungshemmenden, krampflösenden und schmerzstillenden Eigenschaften, wird das Gänsefingerkraut bei Durchfall, Husten, Magen- und Wadenkrämpfen eingesetzt.

Seine Inhaltsstoffe:

Bitterstoffe, Cumarine, Flavonoide, Gerbstoffe, Mineralsalze, Schleimstoffe, Vitamin C

Hauptblütezeit

Mai - August

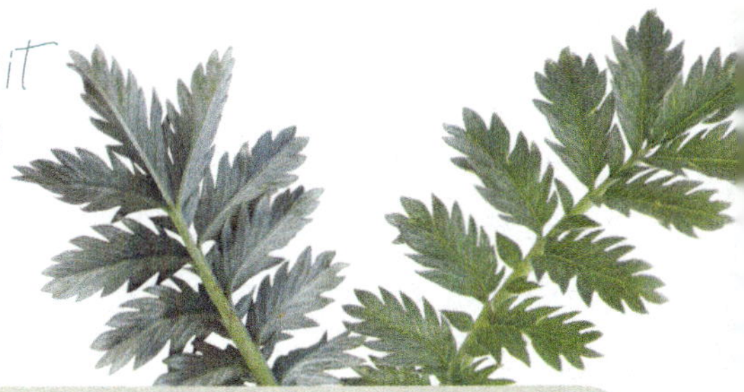

Interessantes:

Tiere, besonders Gänse, mögen Gänsekraut sehr gerne und so mancher Landwirt kennt das Kraut als Wundheilmittel für seine Tiere. Schon Kräuterpfarrer Karl Kneipp und Madaus haben die krampflösende Wirkung des Krauts zu schätzen gewusst. Sein eindeutiges Erkennungsmal ist die silbrig schimmernde Blattunterseite.

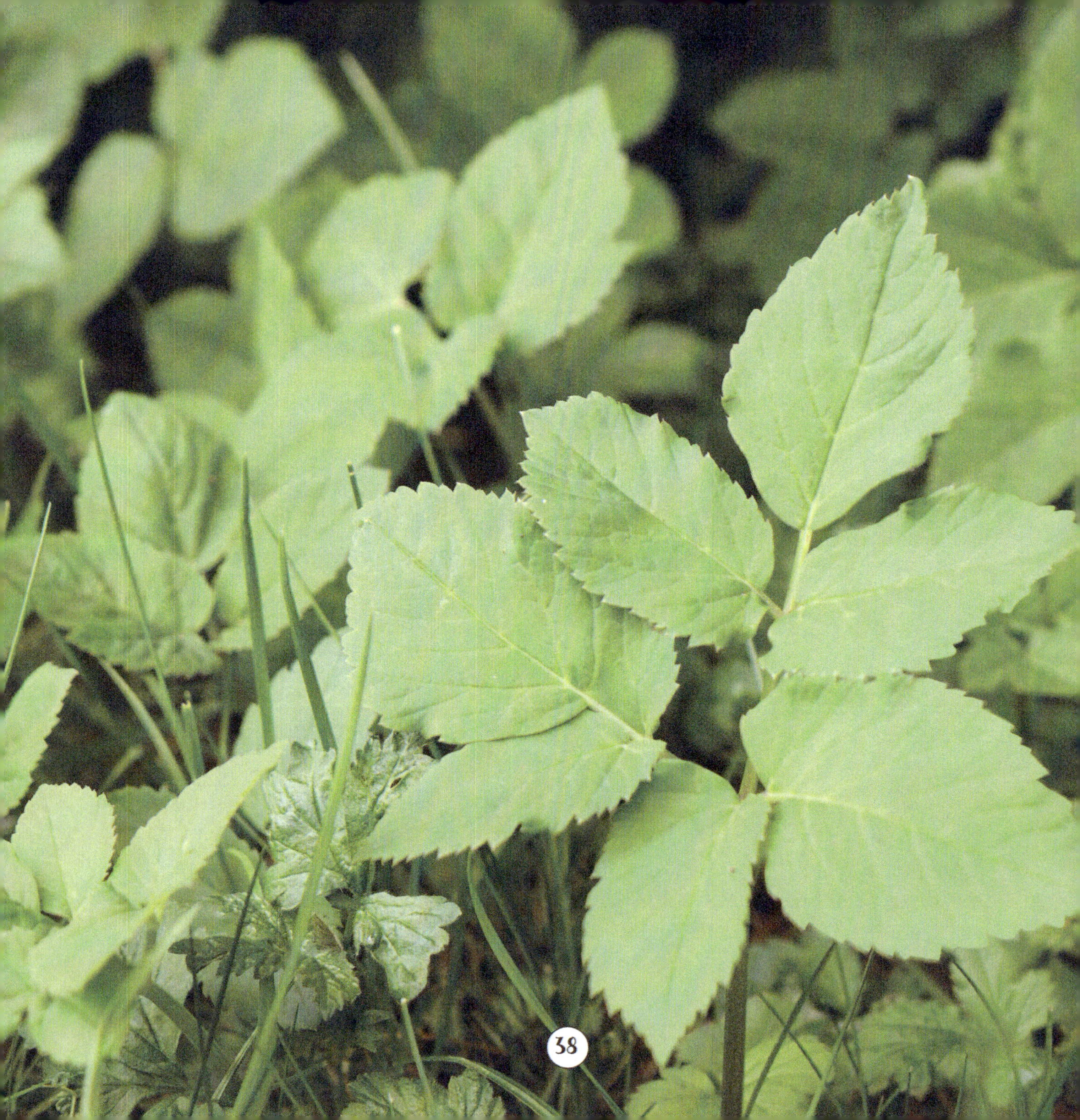

Der Giersch

Der Giersch hat den Botanischen Namen *„Aegopodium podagraria"* und gehört zur Familie der Doldenblütler.

Wo man ihn findet:

Man findet ihn überall: in lichten Laubwäldern, an Hecken- und Wegrändern, in Parks und Gärten.

Verwendete Pflanzenteile:

Es können die Blätter, Blüten, Samen und Triebe verwendet werden.

Seine Inhaltsstoffe:

Ätherische Öle, Eisen, Kalium, Kalzium, Magnesium, Vitamin A, Vitamin C. Er enthält viele Mineralstoffe und ist dem uns bekannten und gesunden Grünkohl weit überlegen.

Hauptblütezeit:

Juni - Juli

Achtung

Beim Sammeln auf den dreieckigen Stiel und die markante Blattform achten! Aufgrund der Blüten lässt er sich leicht mit giftigen Vertretern verwechseln.

Die Heilwirkung:

Der Giersch ist eine wahre Allzweckwaffe in punkto Krankheiten. Er hilft unter anderem bei Gelenksentzündungen, Rheuma, Blasenentzündungen, Erkältungen, Gicht, u.v.m.

Verwendung:

Man verwendet ihn z.B. als Limonade, Pesto, als Beilage in der grünen Suppe, für Aufläufe, im Salat, auf der Pizza, für Aufstriche, Smoothies uvm.

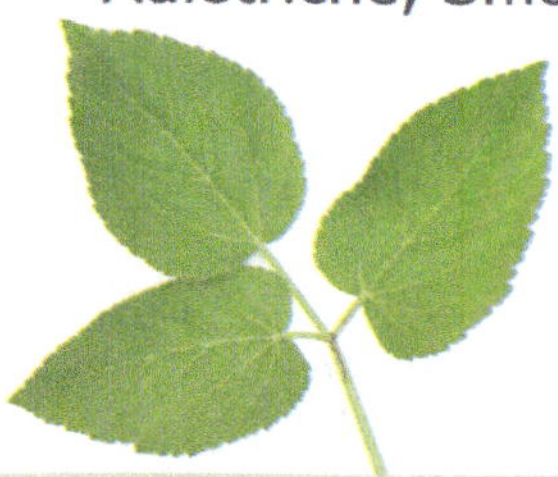

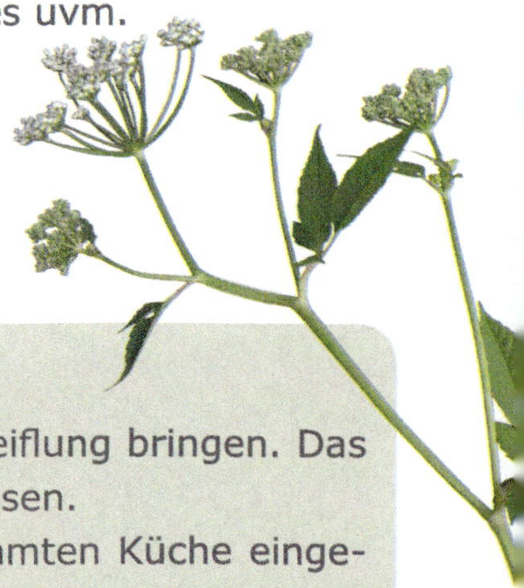

Interessantes:

Der unverwüstliche Giersch kann so manchen Gärtner zur Verzweiflung bringen. Das Einzige, wie man dem Giersch Einhalt gebieten kann, ist ihn zu essen.
Er hat einen Sellerie-ähnlichen Geschmack und kann in der gesamten Küche eingesetzt werden. Ob in Suppen, Aufläufen oder Smoothies, der Giersch ist es immer wert, ihm seine Beachtung zu schenken.

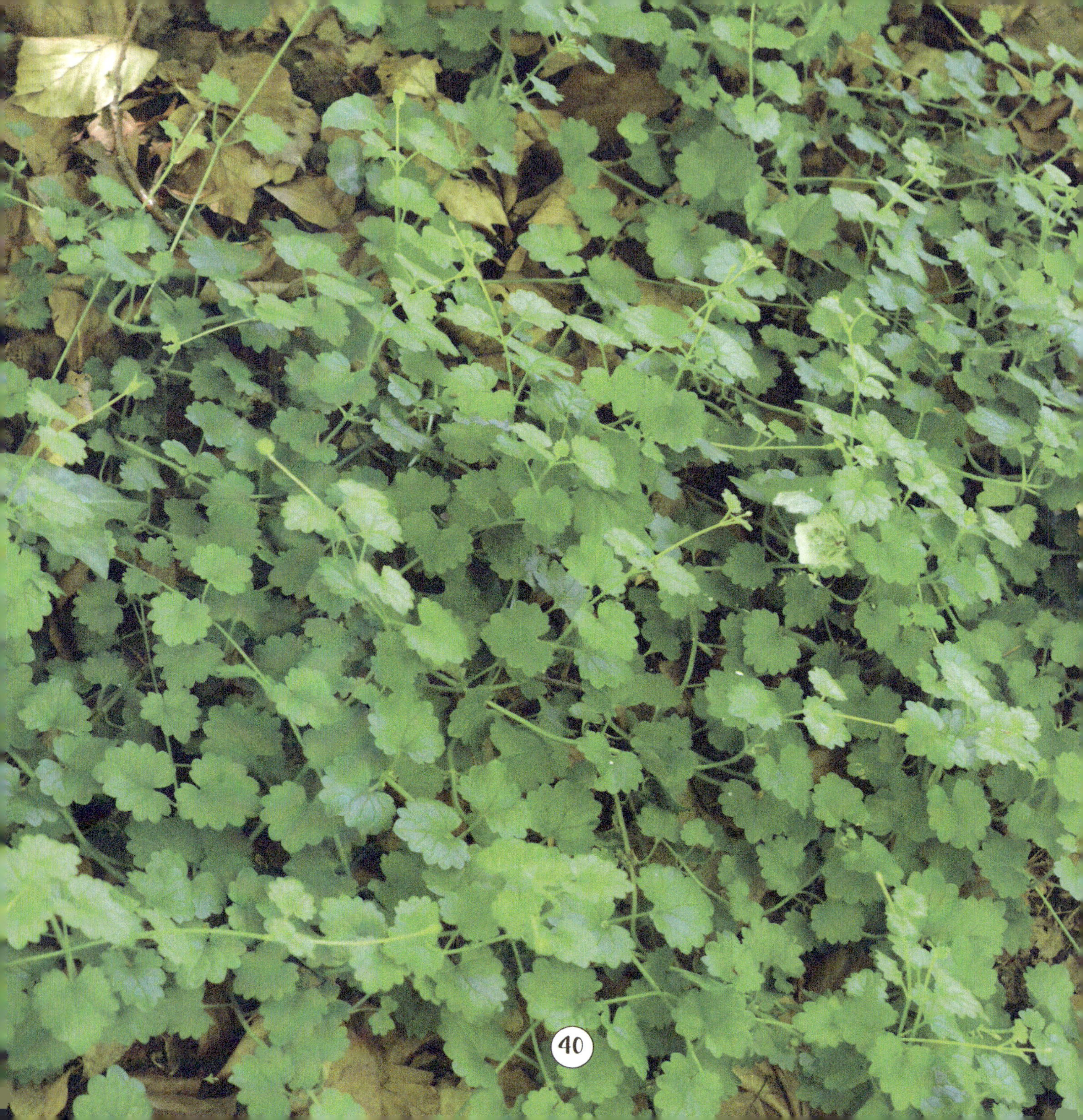

Die Gundelrebe

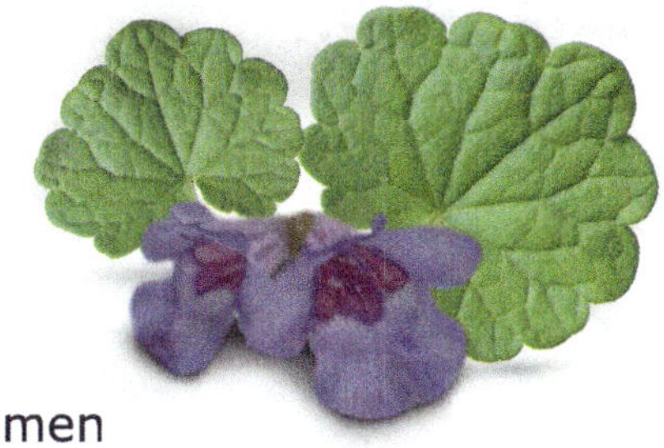

Die Gundelrebe oder auch Gundermann, hat den Botanischen Namen *„Glechoma hederacea"* und gehört zur der Familie der Lippenblütler.

Wo man sie findet:

Die Gundelrebe wächst auf Wiesen und Äckern, sowie am Wald- und Wegesrand.

Verwendete Pflanzenteile:

Es können die Blätter, Blüten und Triebe verwendet werden.

Die Heilwirkung:

Sie wirkt stoffwechselanregend, entzündungshemmend, schleimlösend, schmerzlindernd und anregend auf Niere und Blase.

Seine Inhaltsstoffe:

Atherische Öle, Bitterstoffe, Flavonoide, Gerbstoffe und Saponine

Hauptblütezeit: März - Mai

Verwendung:

Sein würziges Aroma passt gut in Suppen, in einen Kräuterquark und Butter. Als Beigabe in Salate und Gemüse bereichert er viele Gerichte.

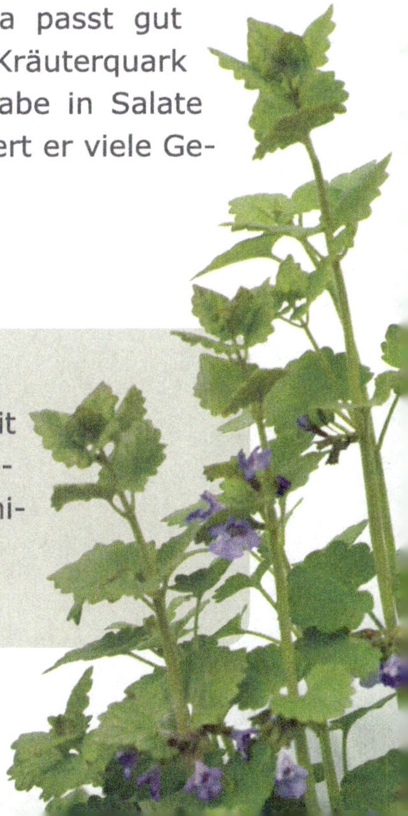

Interessantes:

Das Wort „Gund" bedeutet im Altdeutschen „Eiter" und weist somit auf seine Wirkung gegen eitrige Entzündungen hin. Er wurde angewendet bei Bronchitis oder eitrigen Nierenentzündungen, bei chronischem Schnupfen und Husten, so wie bei Rheuma oder Gicht.
Für uns ist er heilkräftig, für Pferde ist er allerdings giftig.

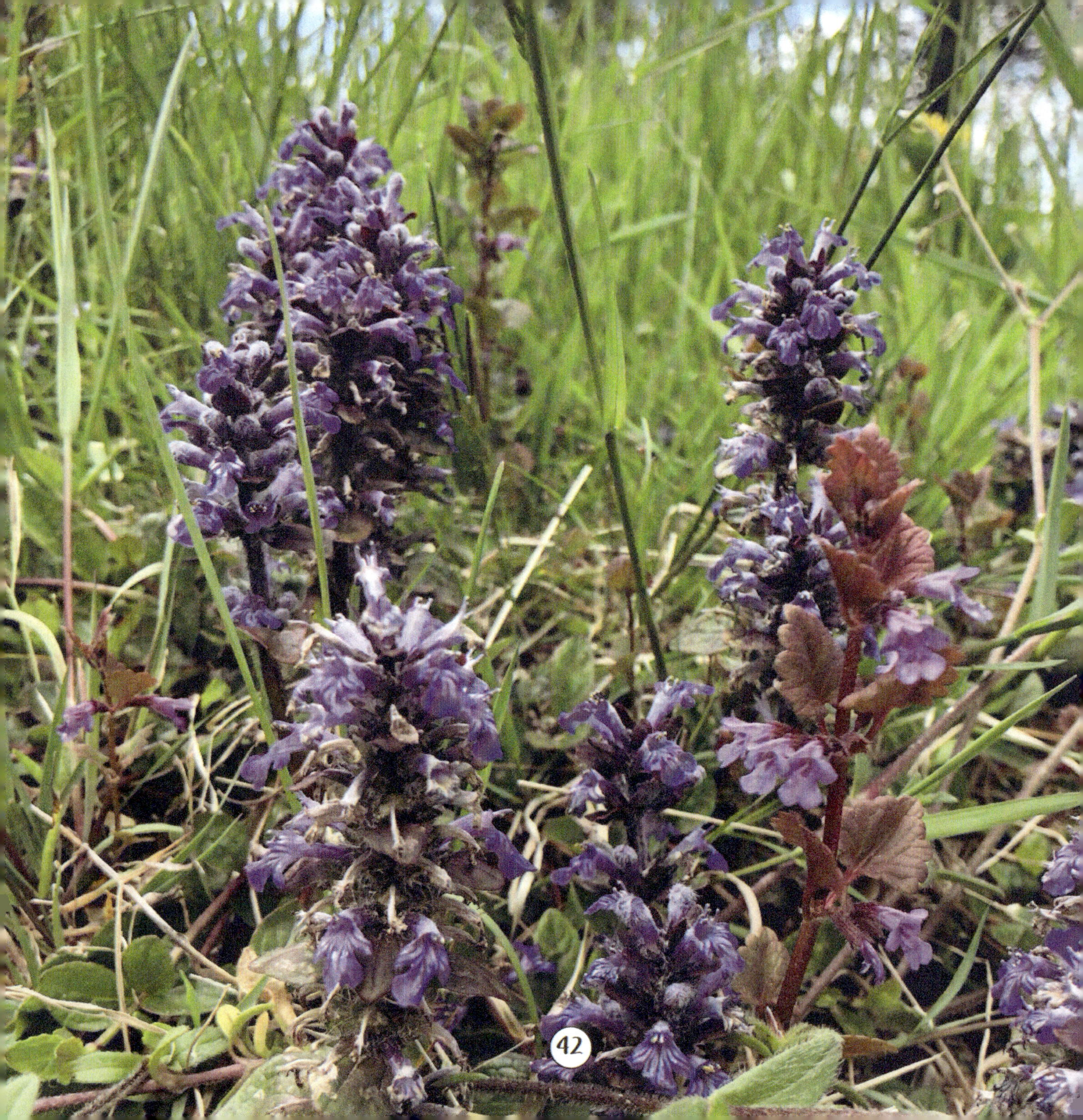

Der kriechende Günsel

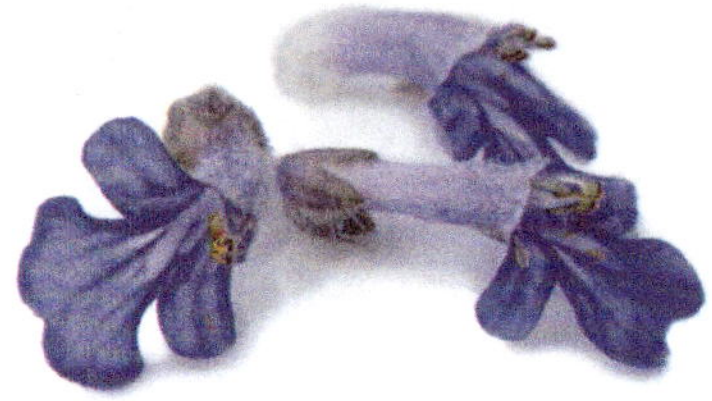

Der kriechende Günsel hat den Botanischen Namen *„Ajuga Reptans"* und gehört zur Familie der Lippenblütler.

Wo man ihn findet:

Man findet ihn auf feuchten Wiesen, an Waldrändern, unter Hecken und in Gärten.

Verwendete Pflanzenteile:

Es können die Blätter und Blüten verwendet werden.

Die Heilwirkung:

Er wird äusserlich zur Behandlung von Narben und zur Wundheilung eingesetzt. Außerdem hat er eine beruhigende Wirkung bei Einschlafproblemen.

Hauptblütezeit: April - August

Verwendung:

Ein Auszug als Salbe oder ein Teeaufguss kann innerlich, wie äußerlich angewendet werden.

Seine Inhaltsstoffe:

Gerbstoffe, Saponine, Glykoside, Ätherische Öle

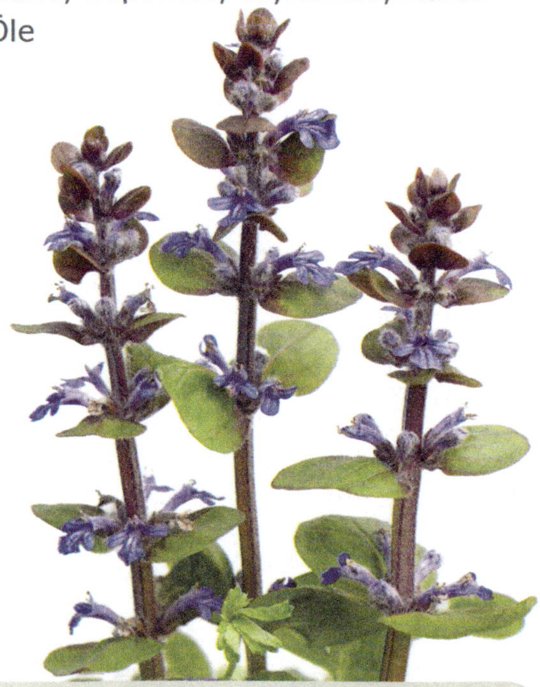

Interessantes:

Der Günsel hat einen markanten vierkantigen Stiel, an dem man ihn gut erkennen kann. Der wunderschöne, blauviolette Farbstoff Delphinidin in den Blüten, ist ein sekundärer Pflanzenstoff, der auch in schwarzen Johannisbeeren vorkommt.

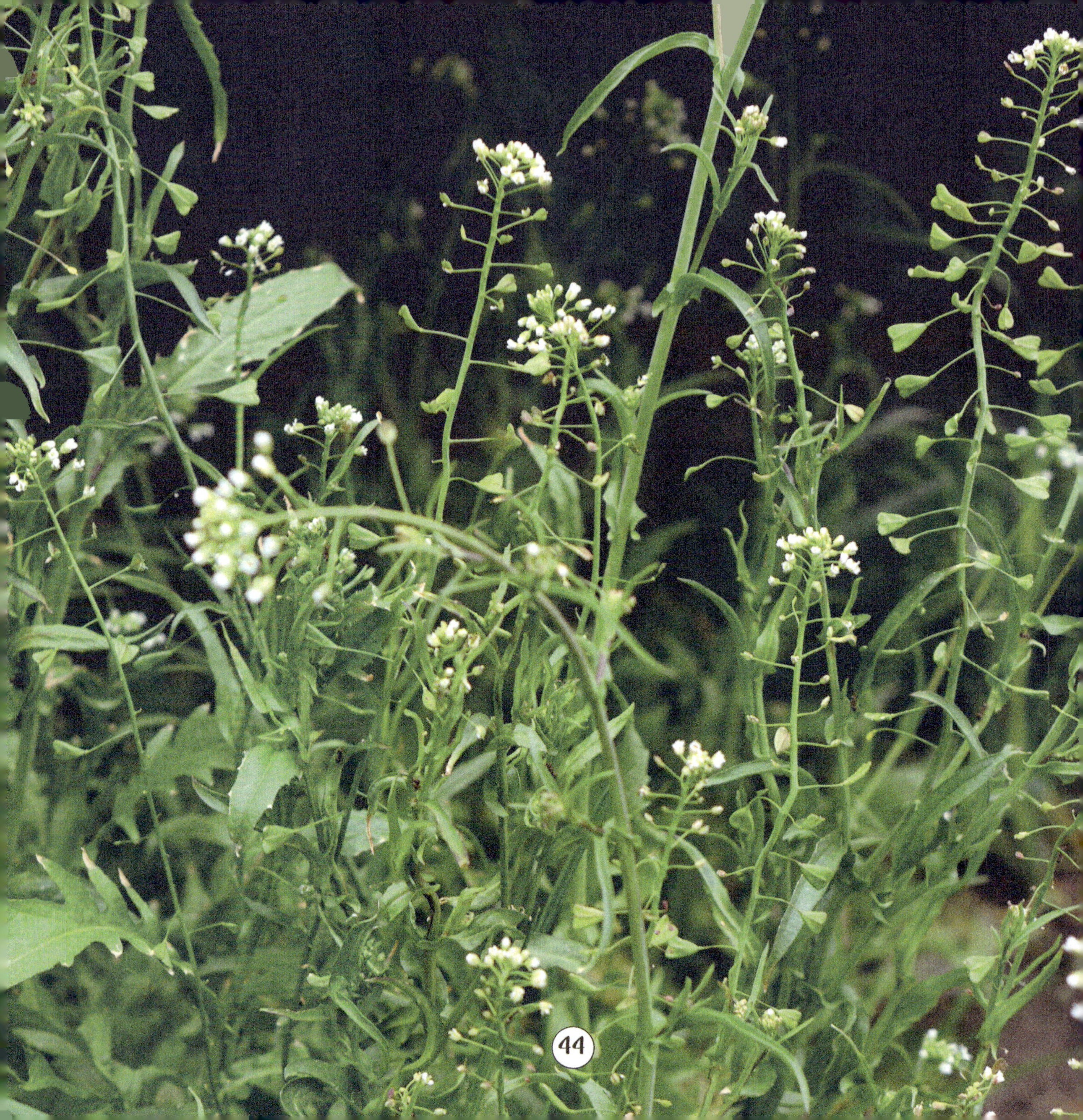

Das Hirtentäschel

Das Hirtentäschel hat den Botanischen Namen *„Capsella bursa-pastoris"* und gehört zur Familie der Kreuzblütengewächse.

Wo man es findet:

Man findet es auf Äckern, Wiesen, Gärten und auf Schuttplätzen.

Verwendete Pflanzenteile:

Es können die Blätter, Blüten, Samen und Wurzeln der Pflanze verwendet werden.

Die Heilwirkung:

Das Hirtentäschel wirkt blutstillend, stressreduzierend und trägt äußerlich angewandt zur Verbesserung der Wundheilung bei.

Hauptblütezeit: Januar - Dezember

Seine Inhaltsstoffe:

Flavonoide, Organische Säuren, Vitamin C, Kalzium und Kalium

Verwendung:

Die zerkleinerten und getrockneten Samen passen frisch in Salate oder auf Brote.
Ebenso kann man einen Teeaufguss zubereiten.

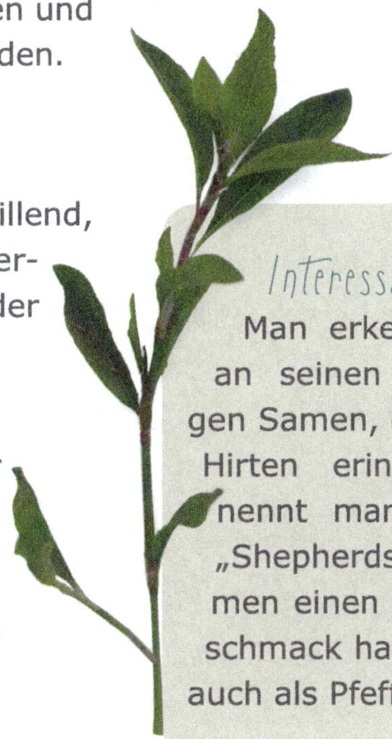

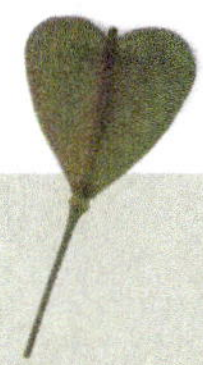

Interessantes:

Man erkennt das Hirtentäschel an seinen herzförmig, dreieckigen Samen, die an die Taschen von Hirten erinnern. Im Englischen nennt man es deshalb auch „Shepherds purse". Da die Samen einen scharf-senfartigen Geschmack haben, wurden sie früher auch als Pfefferersatz verwendet.

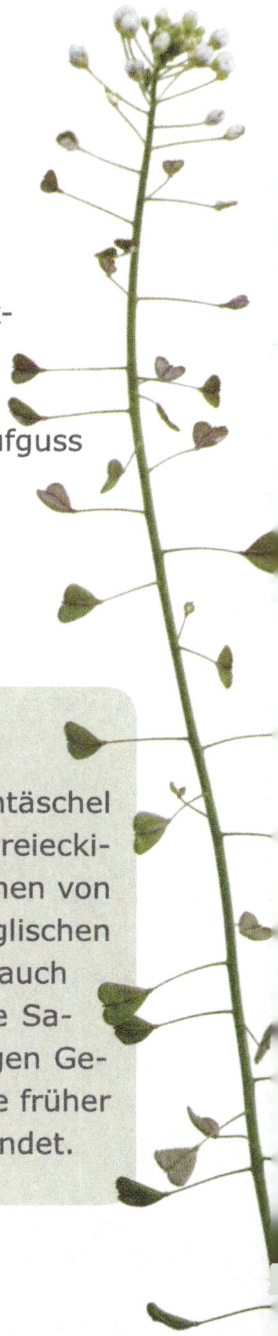

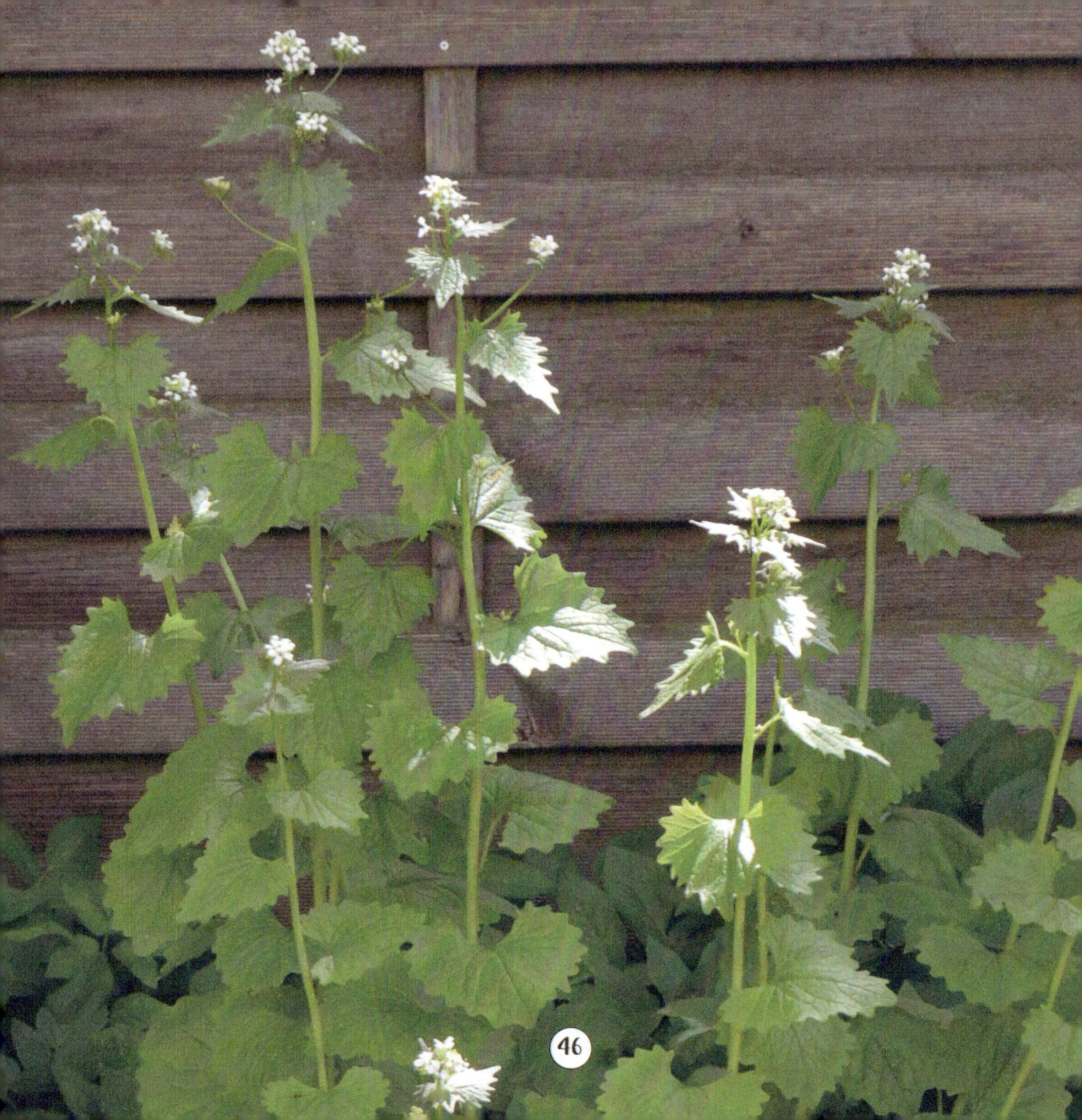

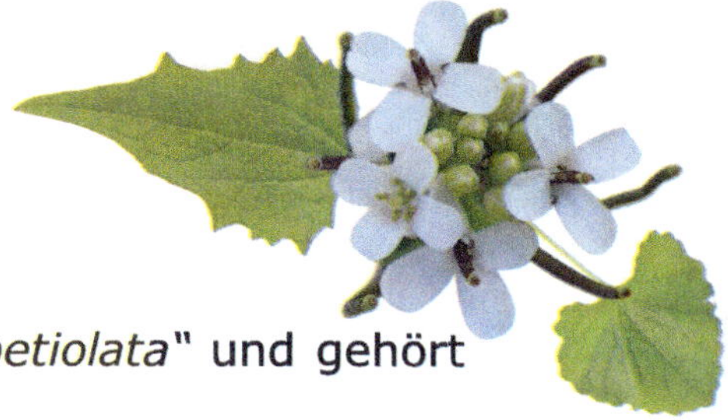

Die Knoblauchsrauke

Die Knoblauchsrauke hat den Botanischen Namen *„Alliaria petiolata"* und gehört zur Familie der Kreuzblütengewächse.

Wo man sie findet:

Man findet sie an Gebüschen und Wegrändern. Sie mag halbschattige Standorte mit nähstoffreichen Böden.

Verwendete Pflanzenteile:

Es können die Blüten, Blätter und Samen verwendet werden.

Hauptblütezeit: April - Juni

Ihre Inhaltsstoffe:

Ätherische Öle, Senfölglykoside, Saponine

Verwendung:

Sie schmeckt vor allem frisch auf dem Brot und kann als Pesto, oder auch getrocknet im Kräutersalz verwendet werden.

Die Heilwirkung:

Durch ihre antibakteriellen und entzündungshemmenden Eigenschaften hilft die Knoblauchsrauke bei Erkältungen und Zahnfleischentzündungen. Ebenso äußerlich zur Wundheilung und bei Rheuma.

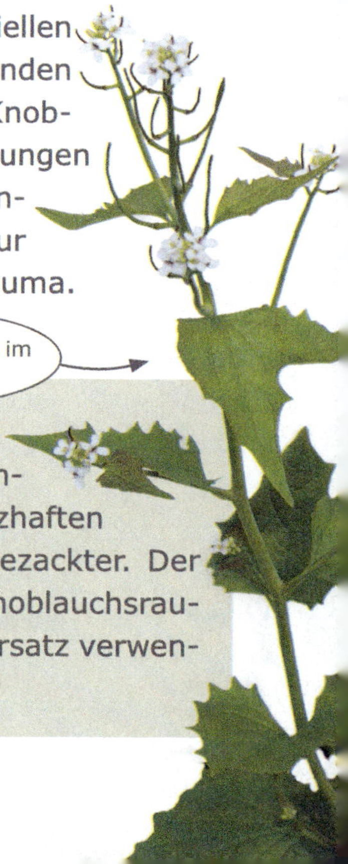

Knoblauchsrauke im zweiten Jahr

Interessantes:

Die Blätter der Knoblauchsrauke ähneln einer Mischung aus Brennnessel und Gundermann. Sie verfügen jedoch über keine schmerzhaften Brennhaare und sind an den Blatträndern meist deutlich gezackter. Der lauchartige Geruch der Blätter verrät schlussendlich die Knoblauchsrauke. Die Samen können aufgrund ihrer Schärfe als Pfefferersatz verwendet werden.

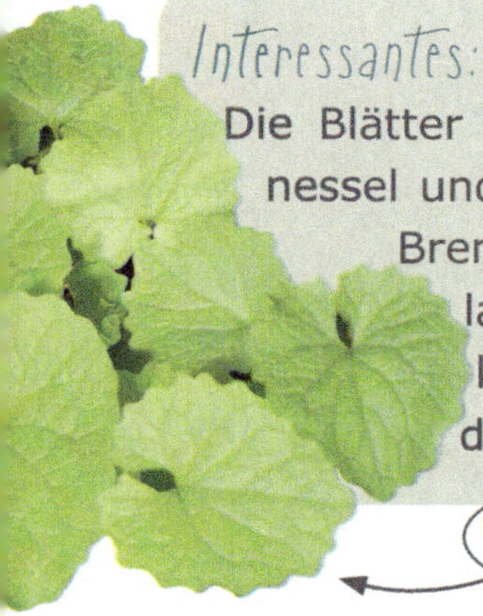

Knoblauchsrauke im ersten Jahr

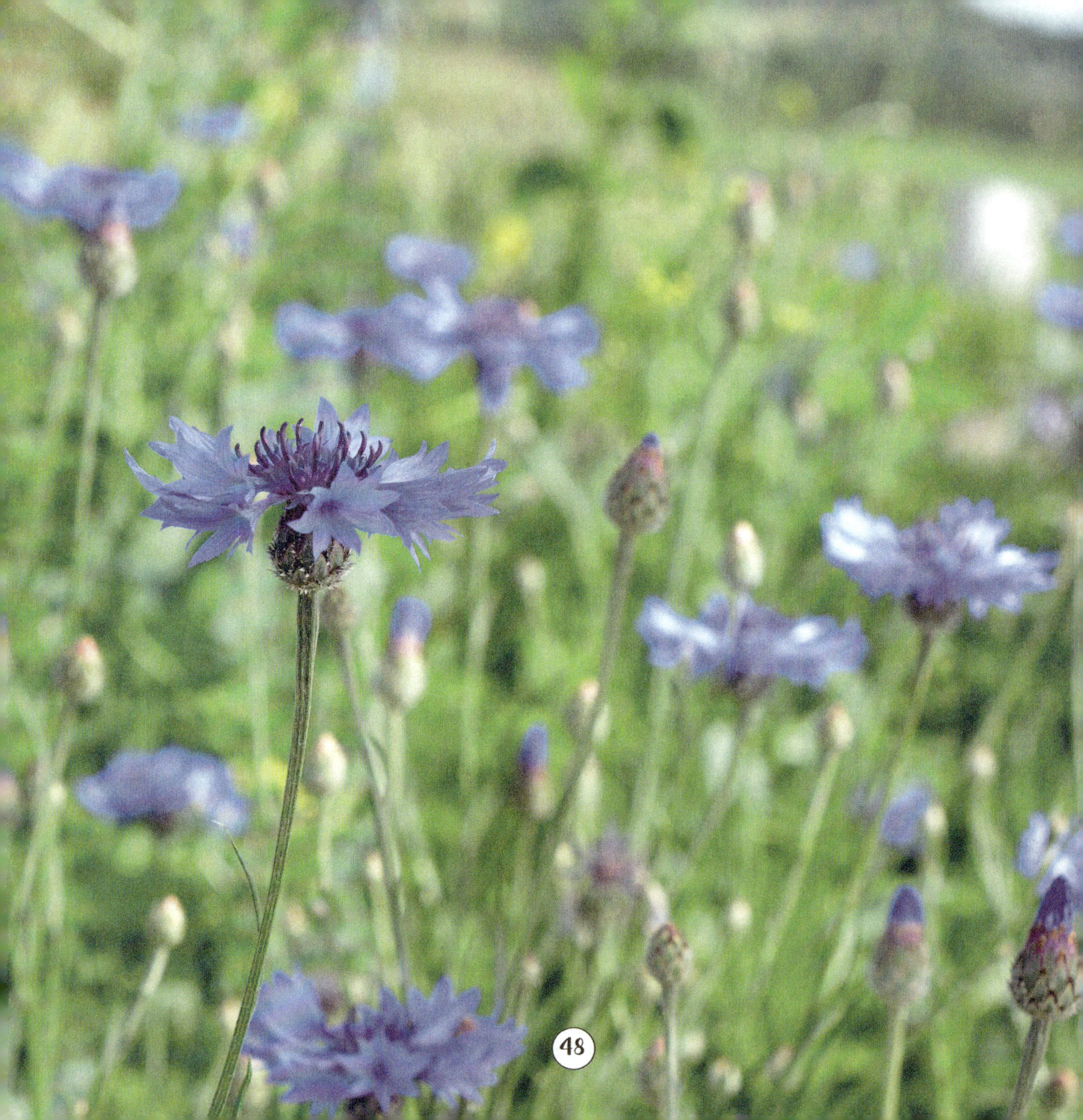

Die Kornblume

Die Kornblume hat den Botanischen Namen *„Centaurea cyanus"* und gehört zur Familie der Korbblütler.

Wo man sie findet:

Man findet sie in Getreidefeldern, Wegrändern und an ausgesäten Bienenwiesen.

Verwendete Pflanzenteile:

Es werden nur die Blüten verwendet.

Hauptblütezeit: Mai - September

Ihre Inhaltsstoffe:

Bitterstoffe, Flavonoide, Gerbstoffe, Polysaccharide, Schleimstoffe

Verwendung:

Die Kornblume wird heutzutage nicht mehr so sehr als Heilpflanze verwendet, sondern eher als Zusatz in Teemischungen. Die frischen Blüten können auf diversen Speisen wie Salaten, in Wildkräuterfrischkäse, Desserts und Kuchen verwendet werden.

Die Heilwirkung:

In der Volksheilkunde werden ihr antibakterielle, entzündungshemmende, harntreibende, verdauungsfördernde und wundheilende Fähigkeiten nachgesagt.

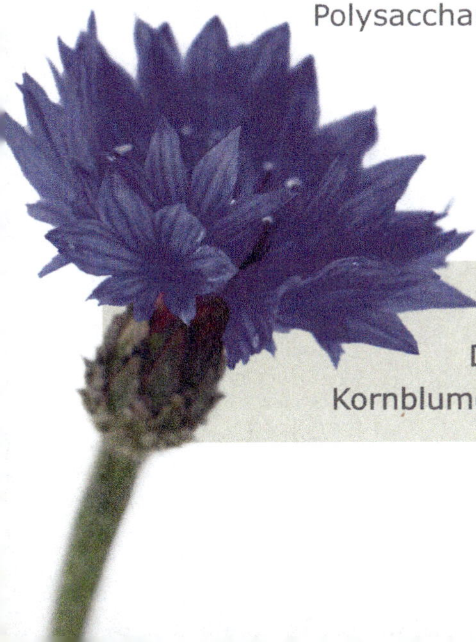

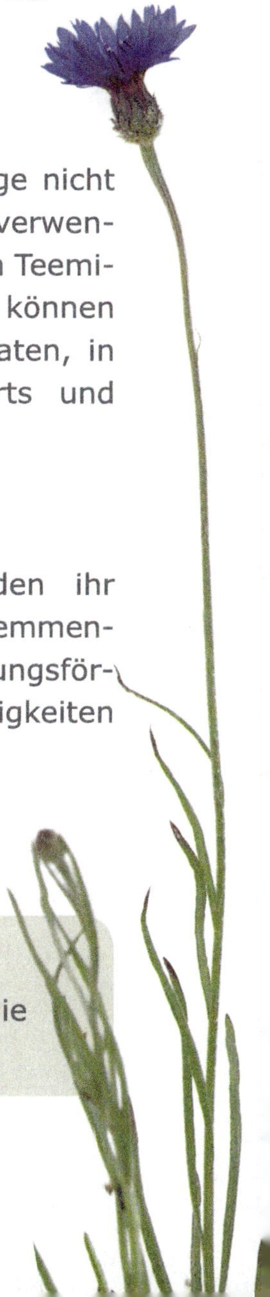

Interessantes:

Der hohe Zuckergehalt des Blütennektars macht die Kornblume zu einer beliebten Bienenweide.

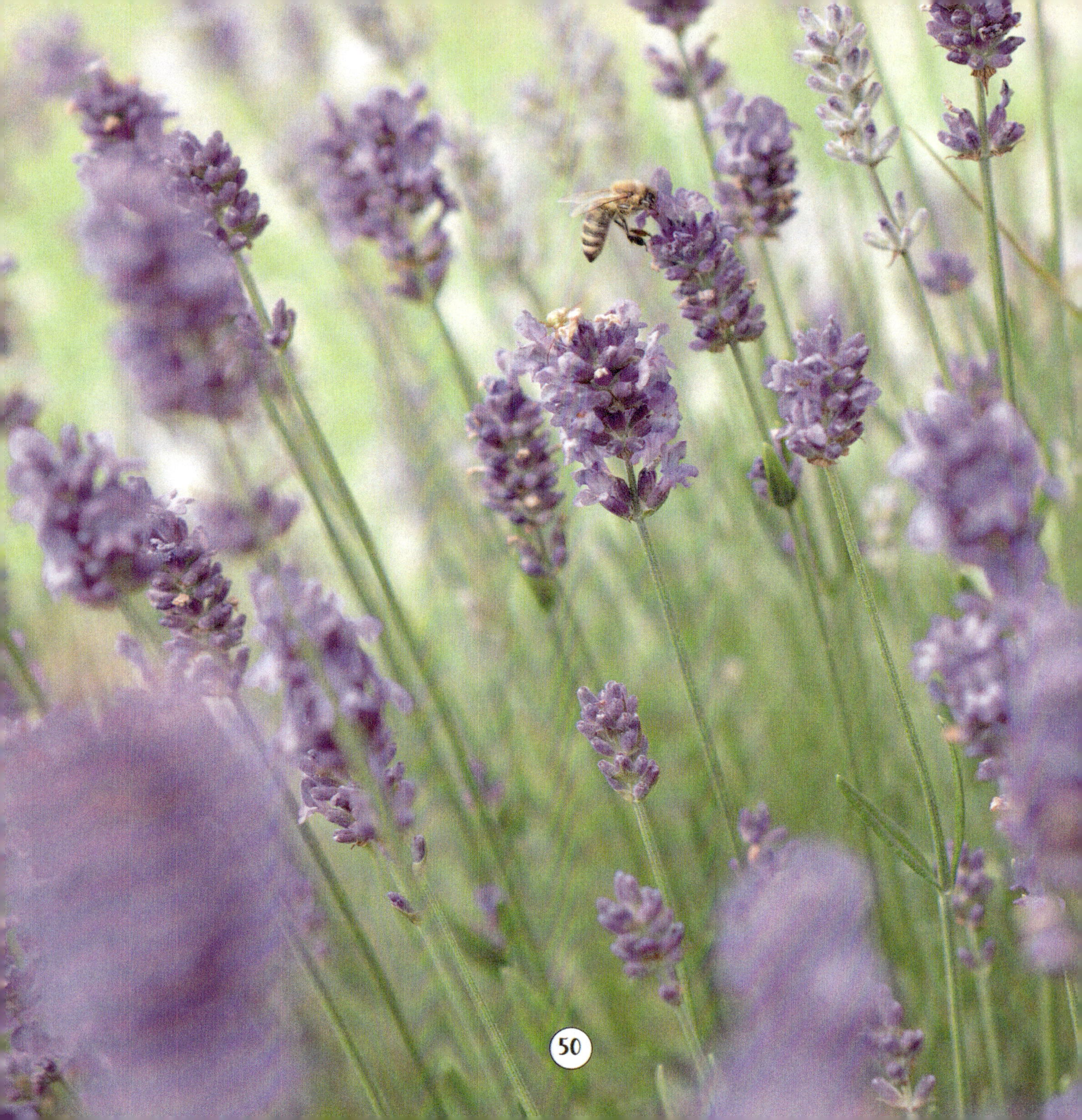

Der Lavendel

Der Lavendel hat den Botanischen Namen *„Lavandula angustifolia"* und gehört zur Familie der Lippenblütler.

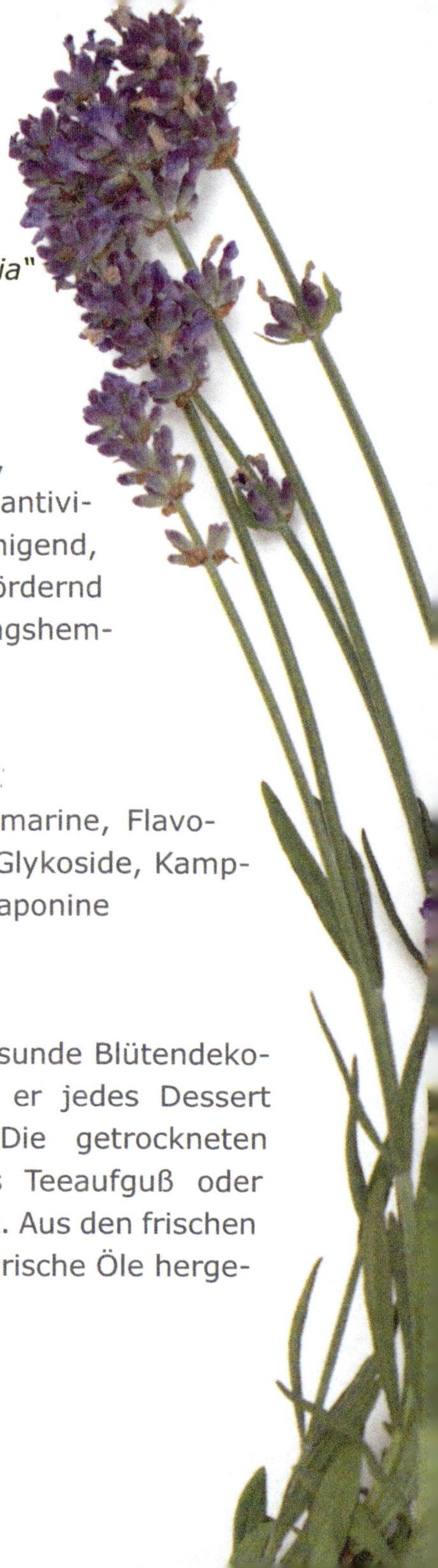

Wo man ihn findet:

Man findet ihn meist in Büscheln angesiedelt in Gärten und an sonnigen Standorten.

Verwendete Pflanzenteile:

Es werden nur die Blüten verwendet.

Hauptblütezeit:

Juni - August

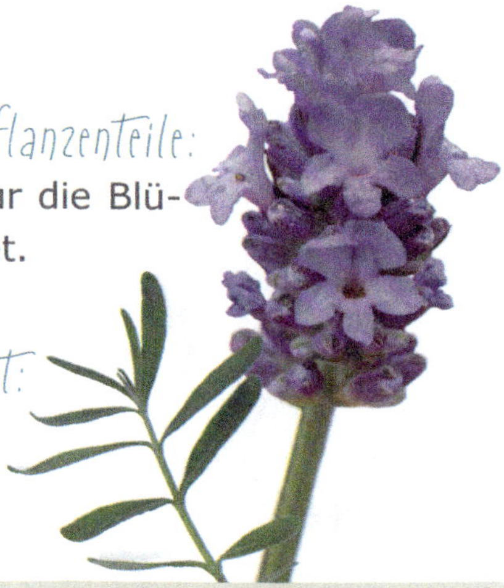

Interessantes:

Der Lavendel ist eine wunderbare Duftpflanze und wird auch in der Parfümerie sehr geschätzt. Weil er als eine der vielseitigsten und wirksamsten Heilpflanzen gilt, ist er auch heute noch in vielen Klostergärten zu finden.

Die Heilwirkung:

Er ist antibakteriell, antiseptisch und antiviral. Er wirkt beruhigend, ist durchblutungsfördernd und entzündungshemmend.

Seine Inhaltsstoffe:

Ätherische Öle, Cumarine, Flavonoide, Gerbstoffe, Glykoside, Kampfer, Phytosterole, Saponine

Zubereitung:

Als essbare und gesunde Blütendekoration verschönert er jedes Dessert oder Blütensalz. Die getrockneten Blüten werden als Teeaufguß oder Badezusatz benutzt. Aus den frischen Blüten werden ätherische Öle hergestellt.

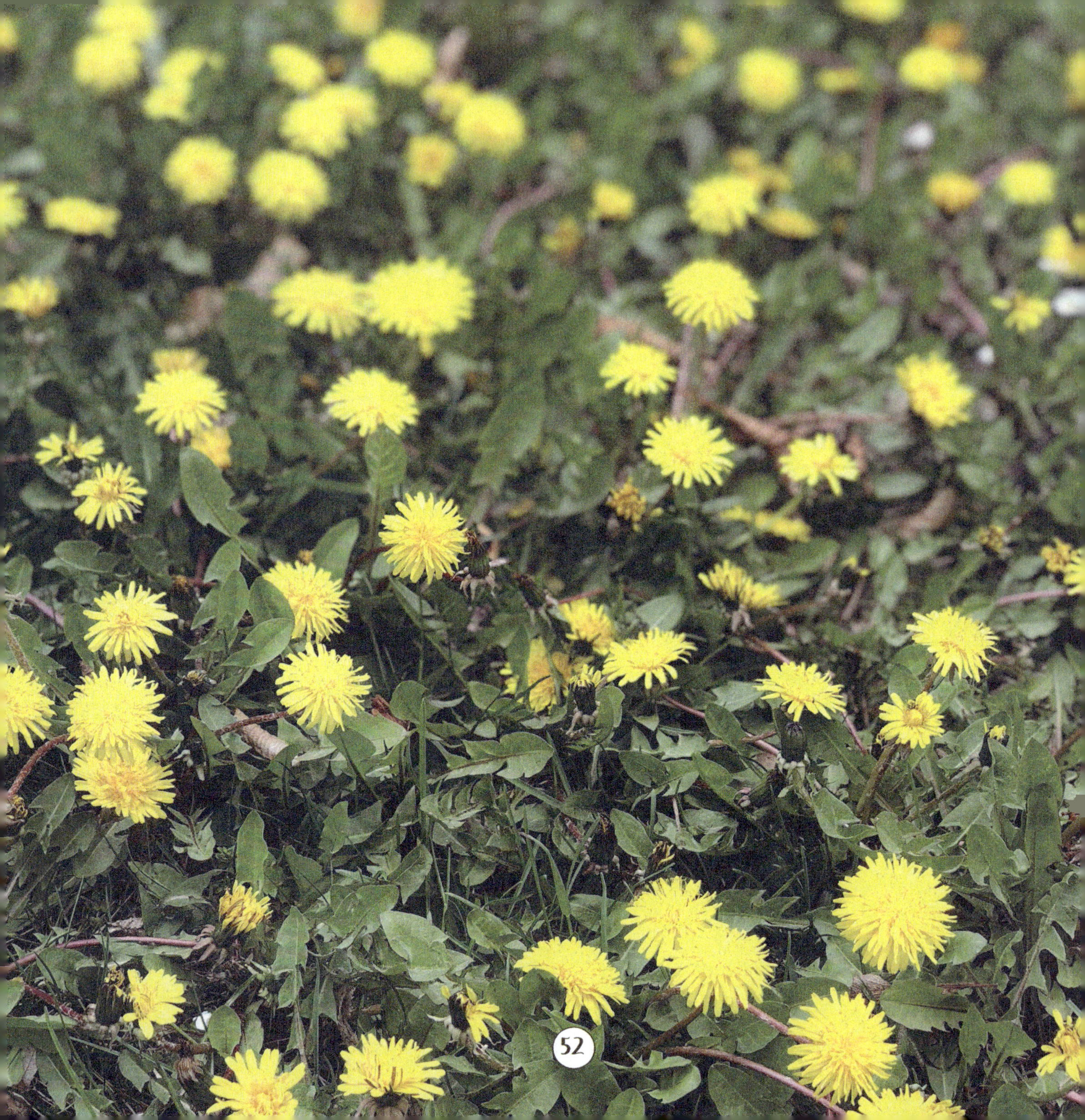

Der Löwenzahn

Der Löwenzahn hat den Botanischen Namen *„Taraxacum offizinale"* und gehört zur Familie der Korbblütler.

Wo man ihn findet:

Er ist überall zu finden, ob auf Wiesen, Wegrändern, Äckern oder auch nur in einem Straßenriss.

Hauptblütezeit: März - August

Die Heilwirkung:

Der Löwenzahn hilft bei vielen Alltagsleiden, wie Appetitlosigkeit, Völlegefühl und Blähungen. Er dient zur Entwässerung, zur Entgiftung der Leber, er regt die Harnbildung an und hilft bei Störungen des Gallenflusses.

Verwendete Pflanzenteile:

Es können die Blüten, Blätter, Knospen und Wurzeln verwendet werden.

Ihre Inhaltsstoffe:

Bitterstoffe, Flavonoide und Phenylcarbonsäuren. Löwenzahn besitzt außerdem einen relativ hohen Kaliumgehalt. Die Wurzel enthält 5x soviel Eiweiß, 8x soviel Vitamin C und doppelt soviel Kalium, Magnesium und Phosphor wie Kopfsalat.

Verwendung:

Der Löwenzahn bereichert zahlreiche Speisen, vom Salat über Tee, bis hin zum Kaffeeersatz (Wurzel). Die herausgerupften einzelnen Blüten eignen sich hervorragend als Dekoration und verschönern somit jedes Gericht.

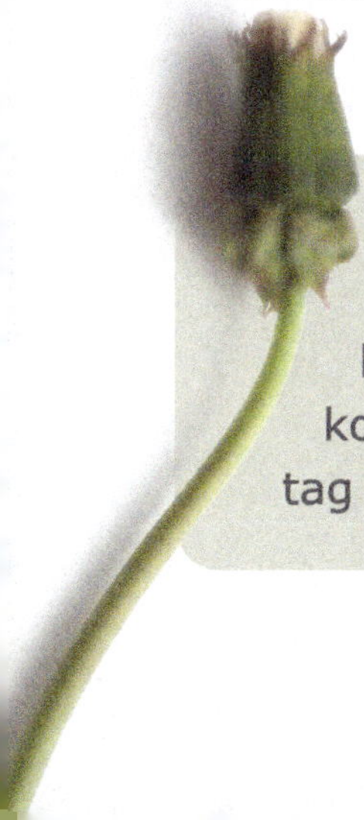

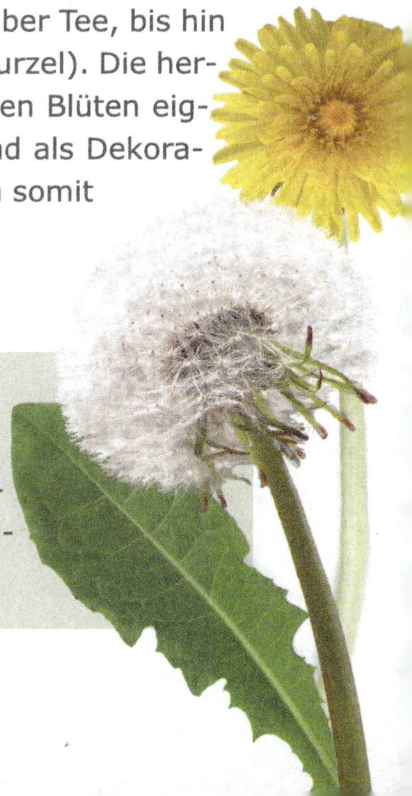

Interessantes:

Die Bitterstoffe der Blätter helfen dem Körper bei der Ausleitung von Giftstoffen und gibt uns mit seiner Wirkstoffkombination oftmals die Lebensgeister zurück, die uns im Alltag immer wieder verloren gehen.

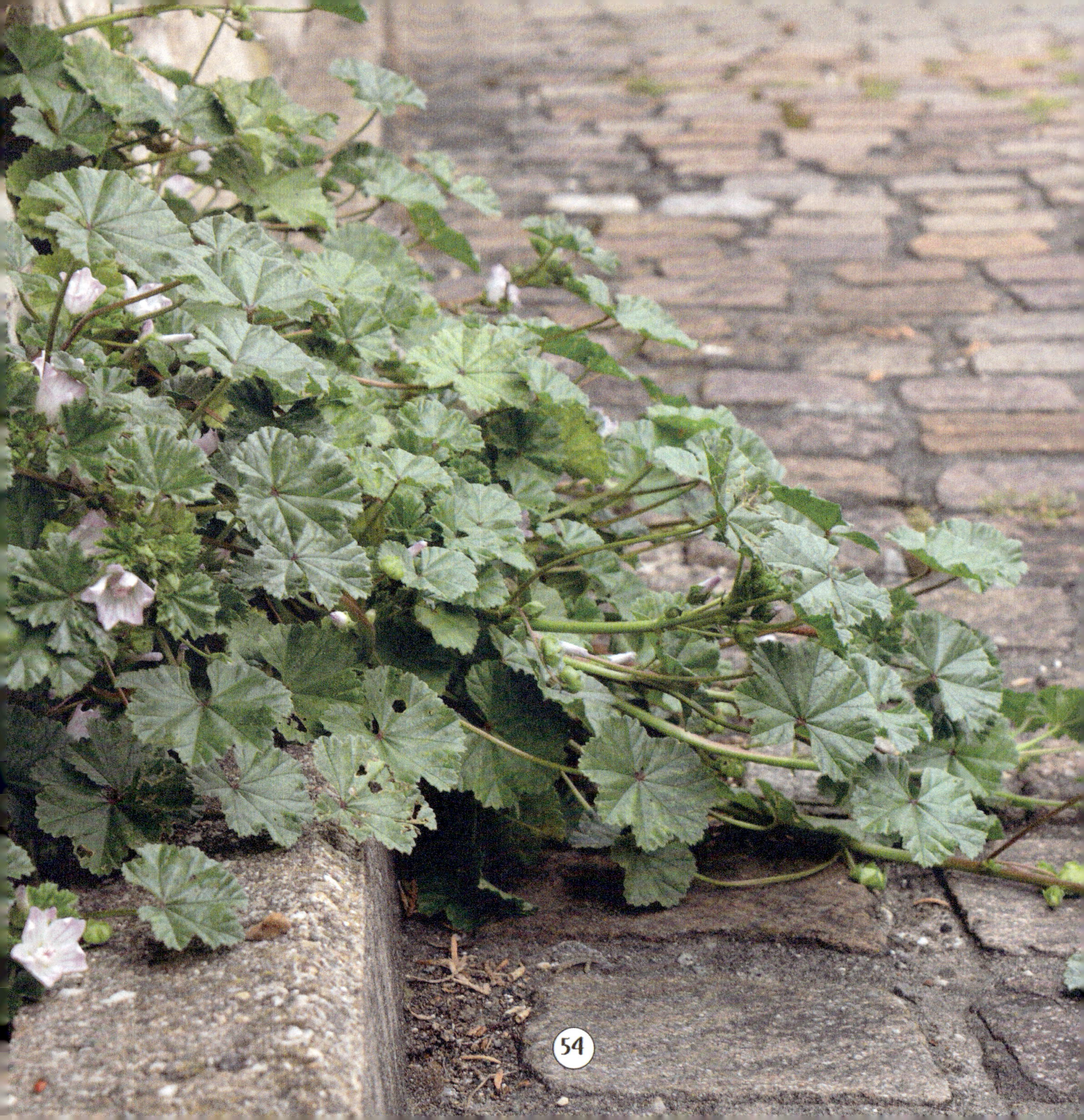

Die Malve

Die Malve hat den Botanischen Namen *„Malva sylvestris"* und gehört zur Familie der Malvengewächse.

Wo man sie findet:

Man findet sie an Wegrändern, an Komposthaufen, in Gärten und auf Bienenwiesen.

Verwendete Pflanzenteile:

Es können die Blätter, Blüten, Samen und Wurzeln verwendet werden.

Ihre Inhaltsstoffe:

Schleimstoffe, Flavonoide, Anthocyane, Cumarine, Gerbstoffe, Vitamin C, Vitamin E

Hauptblütezeit: Juni - November

Verwendung:

Zum Verdicken von Suppen kann man an Stelle einer Mehlschwitze eine Handvoll Malvenblätter verwenden. Die Blüten sind eine schöne Dekoration auf jedem Teller und eignen sich, wie die Blätter auch, als Teeaufguss.

Die Heilwirkung:

Die Malve wird, wegen ihres hohen Anteils an Schleimstoffen, erfolgreich als schützendes und heilendes Mittel für die Schleimhäute eingesetzt. Sie hilft bei trockenem Husten und Reizungen der Mund-, Rachen- und Magenschleimhaut.

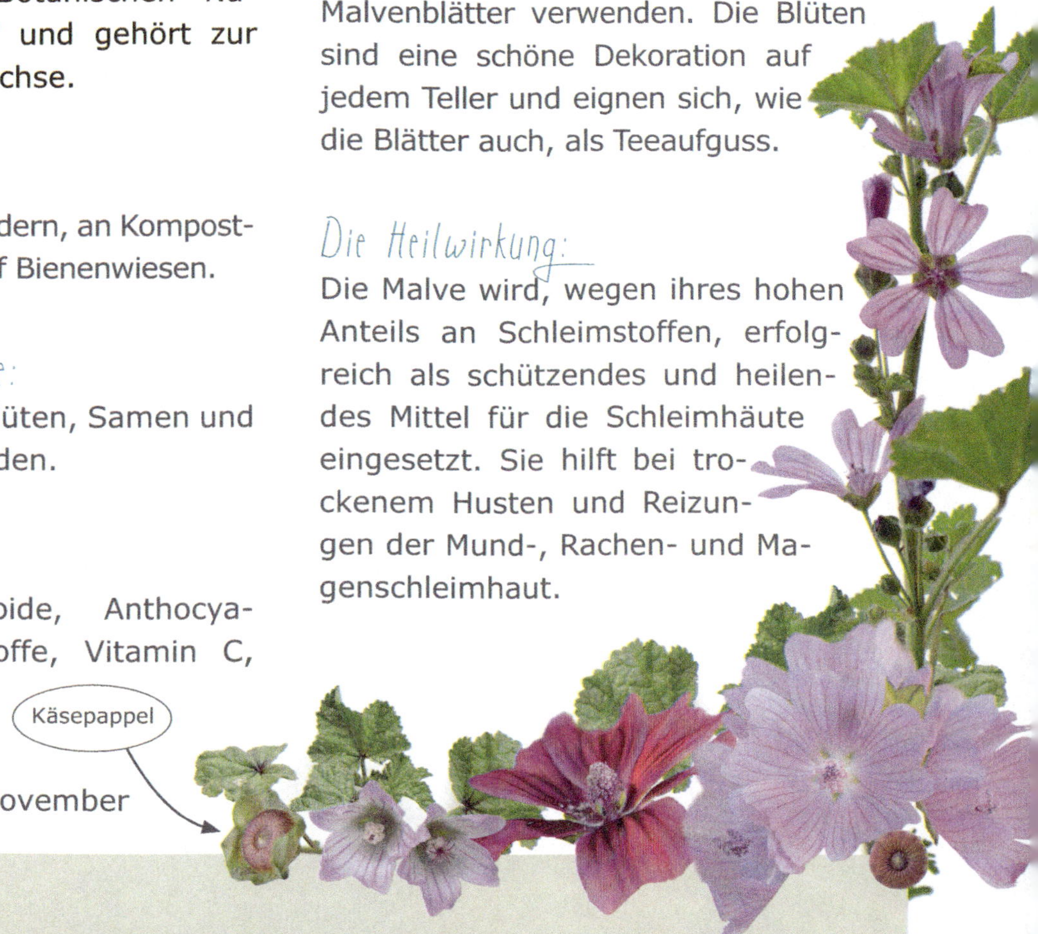

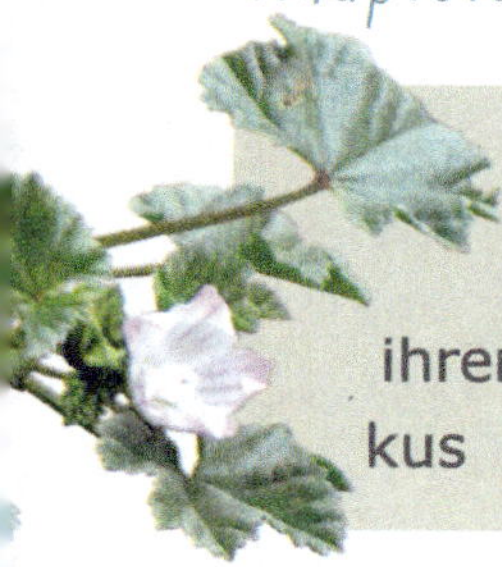

Interessantes:

Die Malve wird auch „Käsepappel" genannt. Dieser Name bezieht sich auf ihren Samenstand, der aussieht wie ein kleiner Käselaib. Auch der Gartenhibiskus (Eibisch) gehört zu den Malvengewächsen und ist somit essbar.

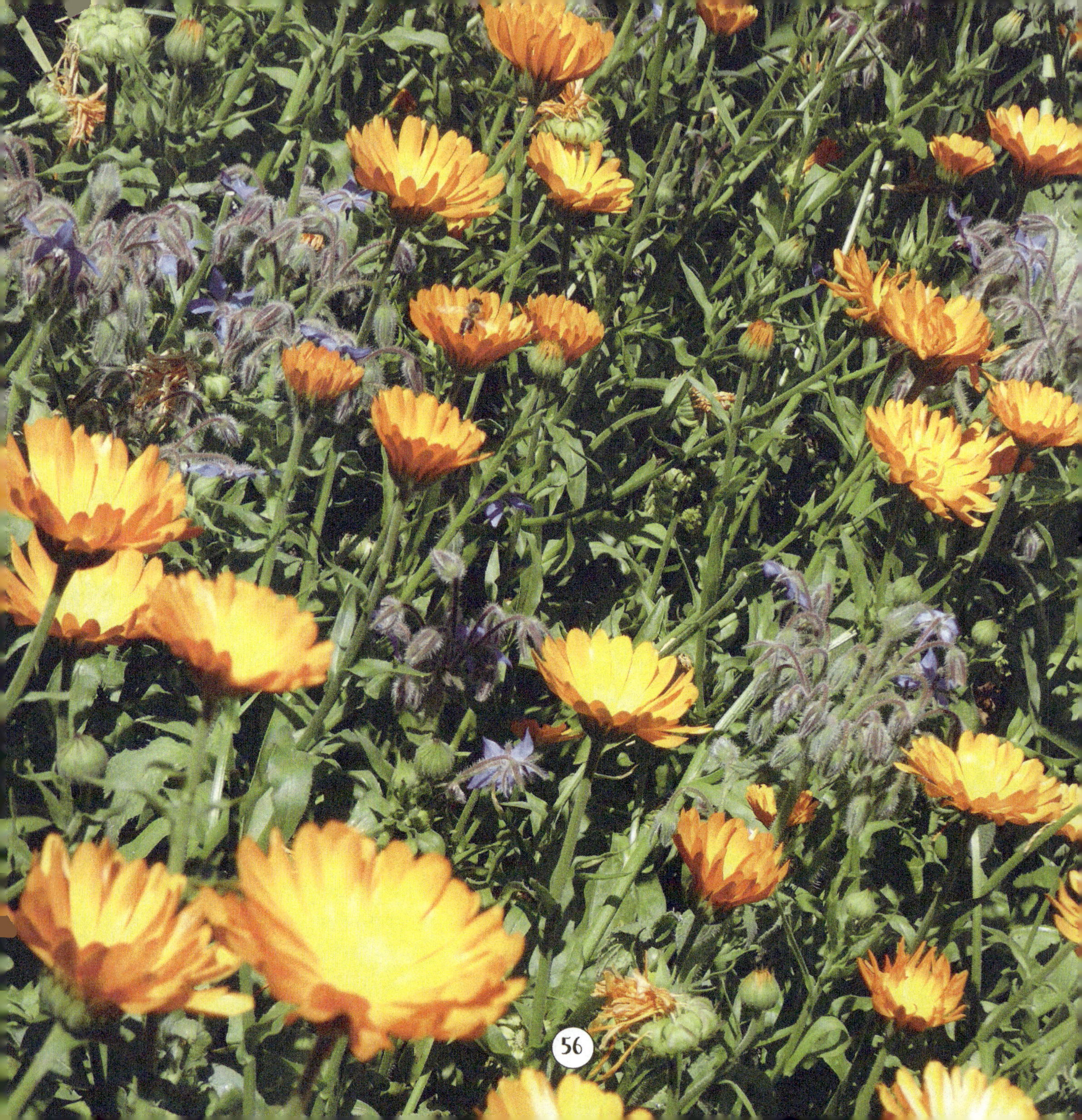

Die Ringelblume

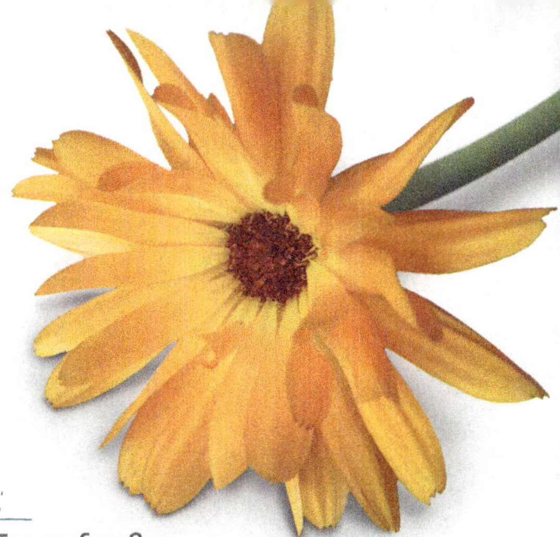

Die Ringelblume hat den Botanischen Namen *„Calendula officinalis"* und gehört zur Familie der Korbblütler.

Wo man sie findet:

Sie wächst in Gärten und auf sonnigen, nährstoffreichen Böden.

Verwendete Pflanzenteile:

Es werden nur die Blüten verwendet.

Die Heilwirkung:

Die Ringelblume ist eines der besten Wundheilkräuter überhaupt. Sie ist entzündungshemmend, abschwellend, antibakteriell und blutstillend.

Ihre Inhaltsstoffe:

Ätherische Öle, Bitterstoffe, Flavonoide, Glycoside, Saponine, Schleimstoffe

Hauptblütezeit: Juni - Oktober

Verwendung:

Als Salbe, Teeaufguß, Blütendeko, Extrakte oder Tinkturen.

Interessantes:

Das besondere Merkmal der Ringelblume sind ihre klebrigen Blütenblätter. Sie enthalten die meisten Heil- und Wirkstoffe.

Die „Ringelblumensalbe" ist bestimmt jedem ein Begriff.

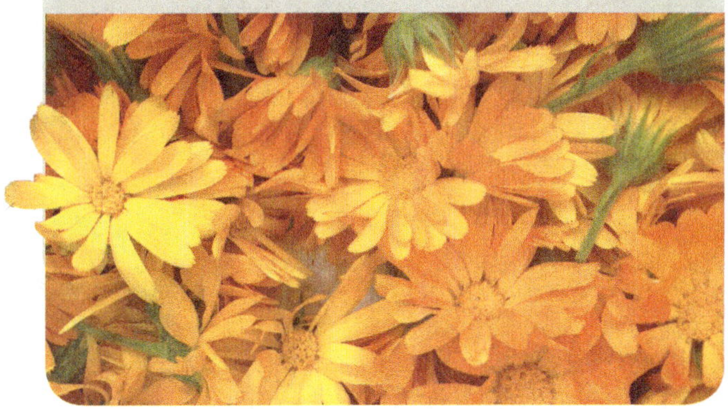

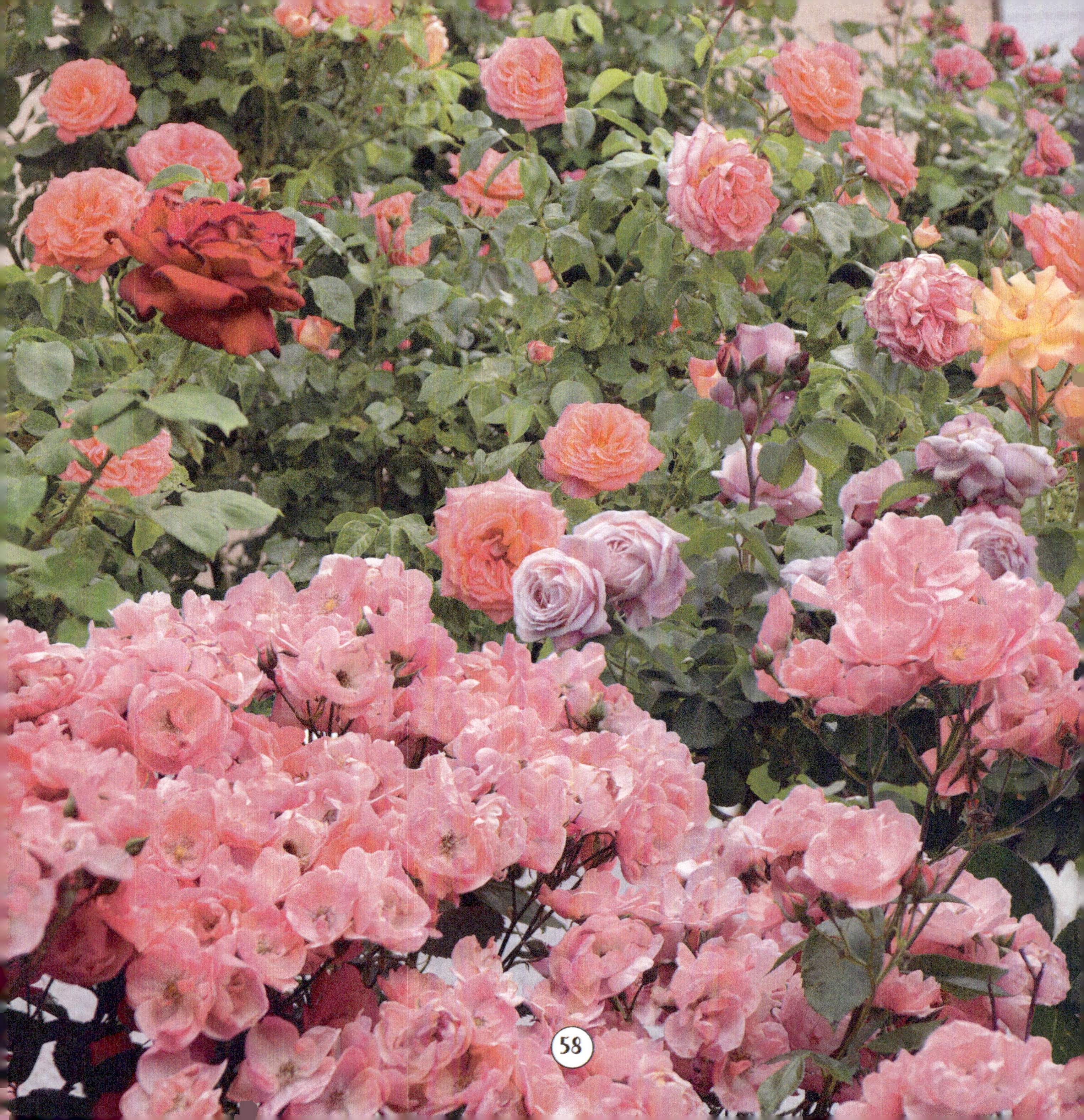

Die Rose

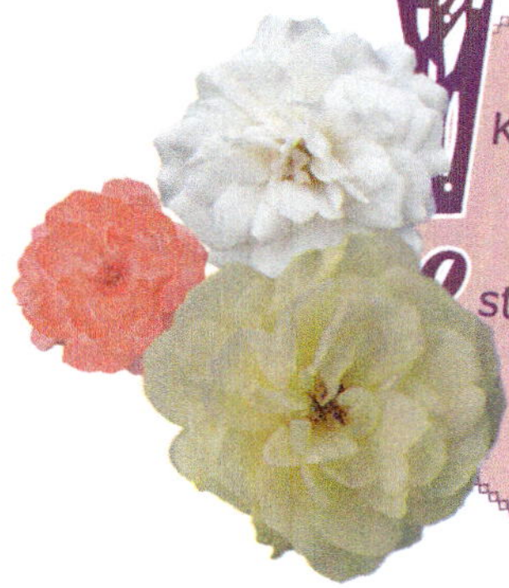

Achtung
Keinesfalls zum Verzehr geeignet sind gekaufte Topfrosen bzw. Rosensträuße, da diese Planzen meist mit giftigen Pestiziden behandelt wurden.

Die Rose hat den Botanischen Namen *„Rosa"* und gehört zur Familie der Rosengewächse.

Wo man sie findet:
Sie wächst gern an sonnigen Standorten, in Gärten und an Hecken.

Verwendete Pflanzenteile:
Es können die Blätter, Blüten und Früchte verwendet werden.

Die Heilwirkung:
Die Anthocyane in den Blättern wirken antioxidativ und neutralisieren freie Radikale.

Ihre Inhaltsstoffe:
Ätherische Öle, Anthocyane, Gerbstoffe

Hauptblütezeit: Mai - Oktober

Zubereitung:
Als Teeaufguß, dekorative Beilage, Rosenwasser oder als Badezusatz.

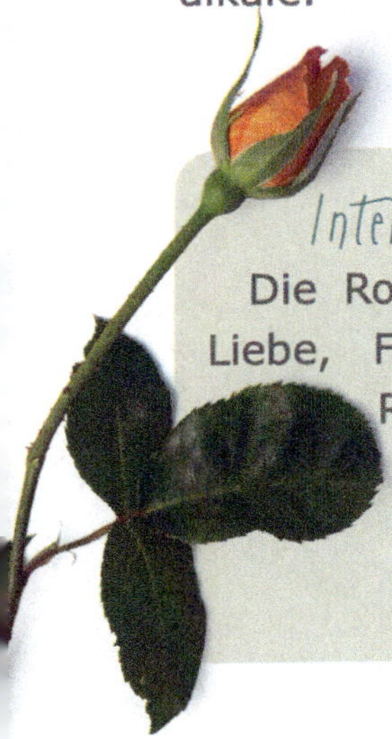

Interessantes:
Die Rose galt bereits in der Antike schon als Symbol für die Liebe, Freude und Jugendlichkeit. Im Christentum ist die Rose häufig als Symbol für das erblühende, ewige Leben nach dem Tod zu finden. Die Frucht der Rose ist die Hagebutte. Sie enthält sehr viel Vitamin C und viele sekundäre Pflanzenstoffe.

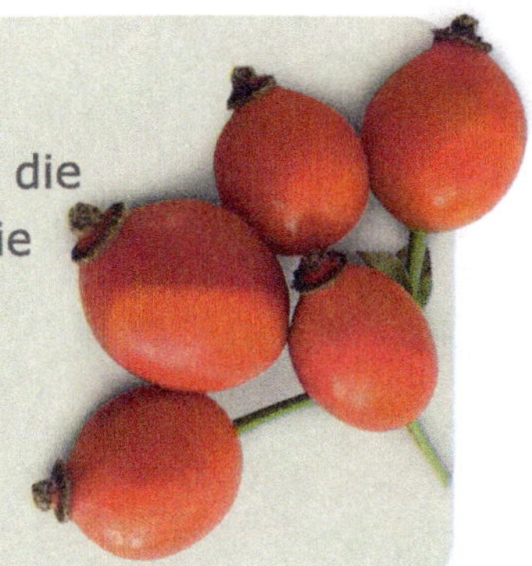

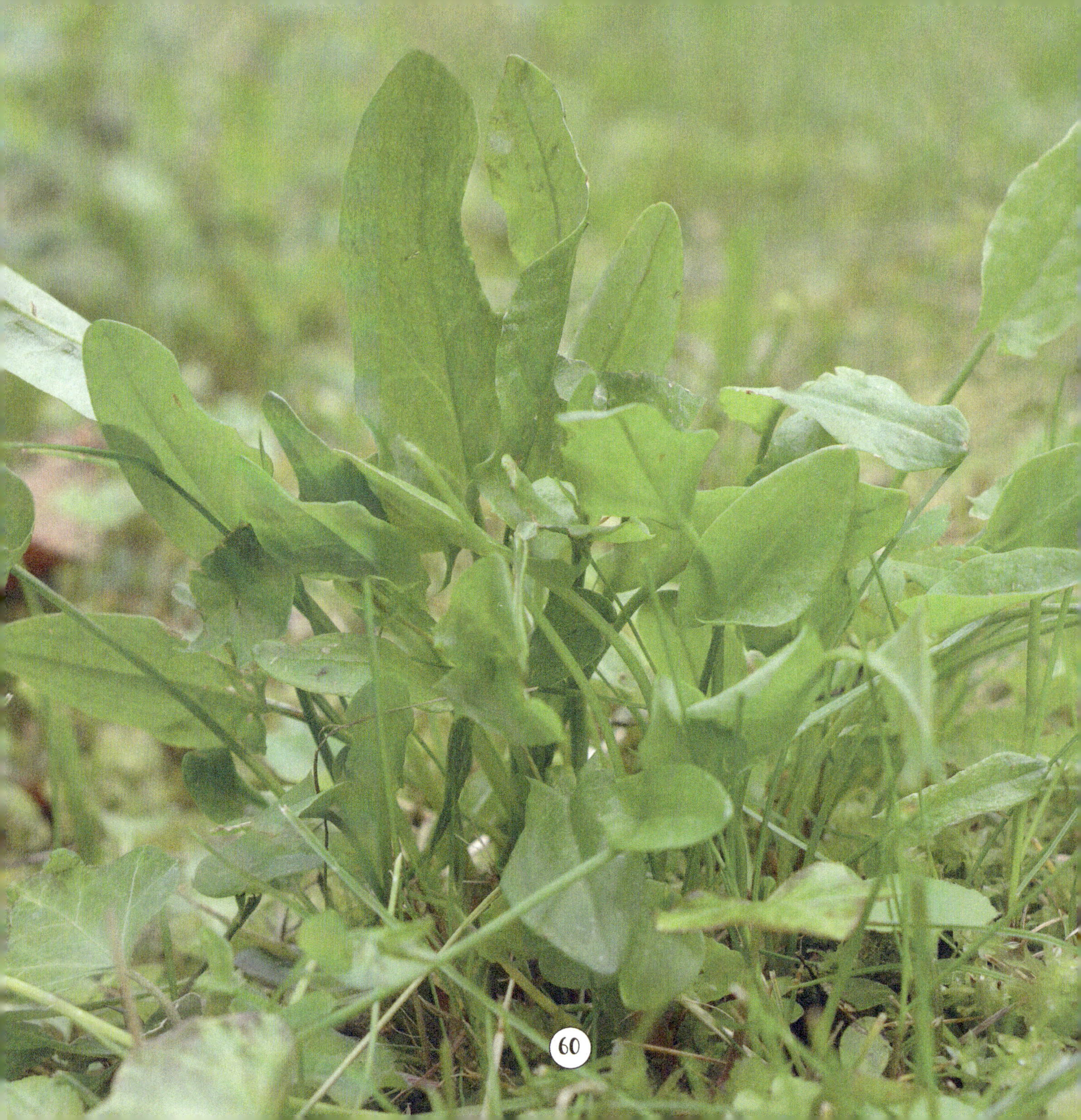

Der Sauerampfer

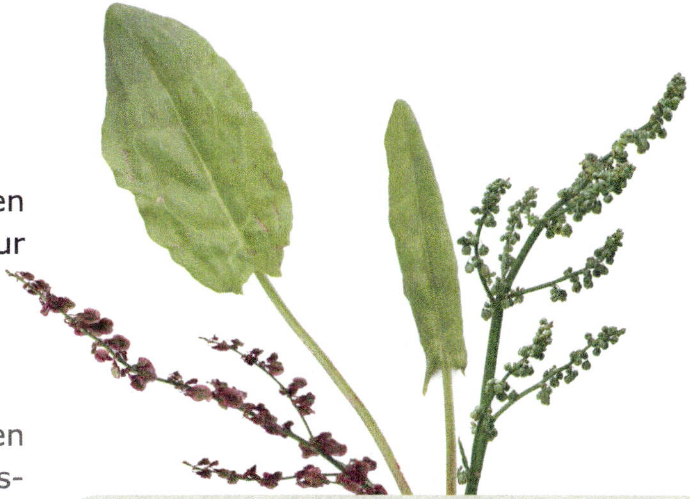

Der Sauerampfer hat den Botanischen Namen „*Rumex acetosa*“ und gehört zur Familie der Knöterichgewächse.

Wo man ihn findet:

Er wächst auf Wiesen, nährstoffreichen Böden, an Uferböschungen, am Wegesrand und in Gärten.

Haupblütezeit: Mai - August

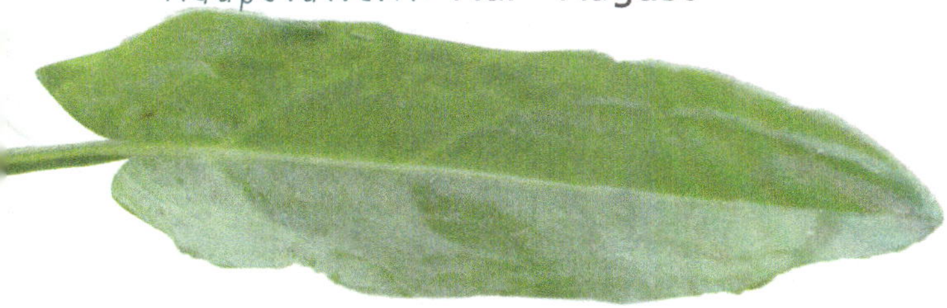

Verwendete Pflanzenteile:

Es können die Blätter, Knospen und Triebe verwendet werden.

Die Heilwirkung:

Der Sauerampfer kann bei Verdauungsbeschwerden helfen, er dient der Blutreinigung, ist harntreibend und stärkt das Immunsystem.

Interessantes:

Man sollte ihn aufgrund seiner Oxalsäure aber nicht in größeren Mengen aufeinmal verzehren. Zu viel Oxalsäure fördert die Entstehung von Nieren- und Blasensteinen.

Seine Inhaltsstoffe:

Eiweiss, freie Oxalsäure, Flavonoide, reichlich Vitamin C, Carotin, Eisen, Gerbstoffe, Hyperosid

Verwendung:

Der Sauerampfer kann roh und gekocht zum Verfeinern sämtlicher Gerichte verwendet werden und ist Bestandteil der bekannten „Frankfurter Soße“.

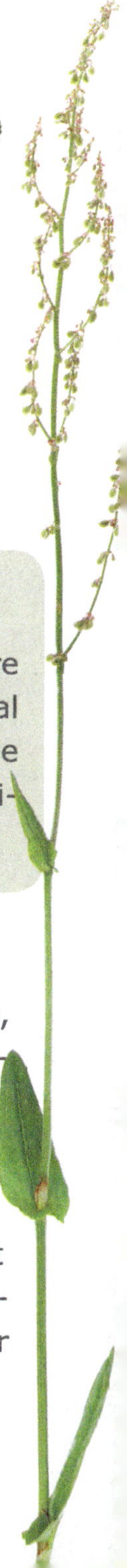

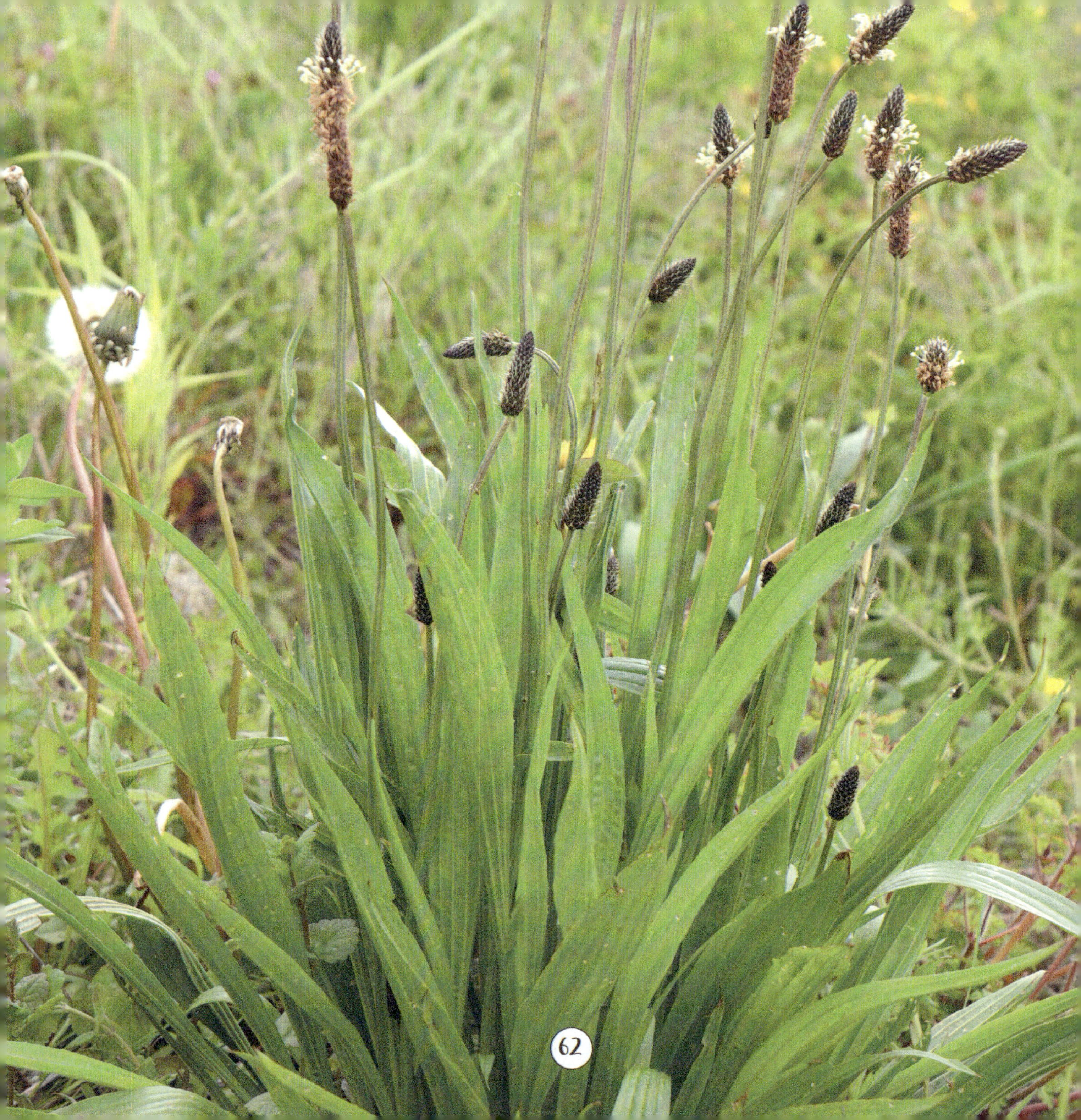

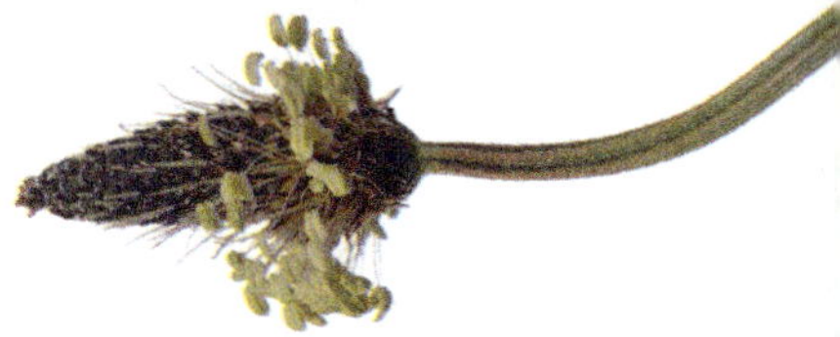

Der Spitzwegerich

Der Spitzwegerich hat den Botanischen Namen *„Plantago lanceolata"* und gehört zur Familie der Wegerichgewächse.

Wo man ihn findet:

Er wächst auf Wiesen, an Wegen, Wegrändern, Gärten und an Waldrändern.

Verwendete Pflanzenteile:

Es können die Blätter, aber auch die Samen verwendet werden.

Die Heilwirkung:

Er ist reizmildernd und leicht hustenlösend, hilft innerlich angewendet bei Kartarrhen der oberen Atem- und Luftwege und bei entzündlichen Veränderungen der Mund- und Rachenschleimhaut.

Seine Inhaltsstoffe:

Iridoidglycoside, Schleimstoffe, Gerbstoffe, Kieselsäure, Saponine

Hauptblütezeit: Mai - September

Verwendung:

Man kann ihn roh in Salaten, als Spinatersatz oder in Smoothies verwenden.
Innerlich angewandt lindert er als Teeaufguß oder Hustensirup so manche Beschwerden.
Äußerlich angewandt, leisten seine Heilkräfte als Salbe, Ölauszug oder einer Tinktur gute Dienste.

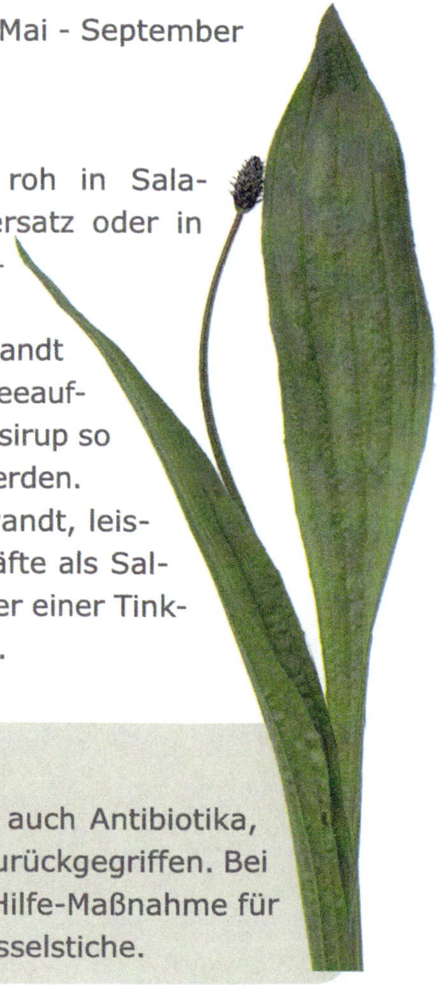

Interessantes:

Als zwährend des zweiten Weltkriegs Arzneimittel, darunter auch Antibiotika, knapp wurden, haben Ärzte oft auf Spitzwegerich-Präparate zurückgegriffen. Bei Ausflügen in der Natur ist der Spitzwegerich eine gute Erste-Hilfe-Maßnahme für Insektenstiche oder kleine äußere Wunden, wie z.B. Brennnesselstiche.

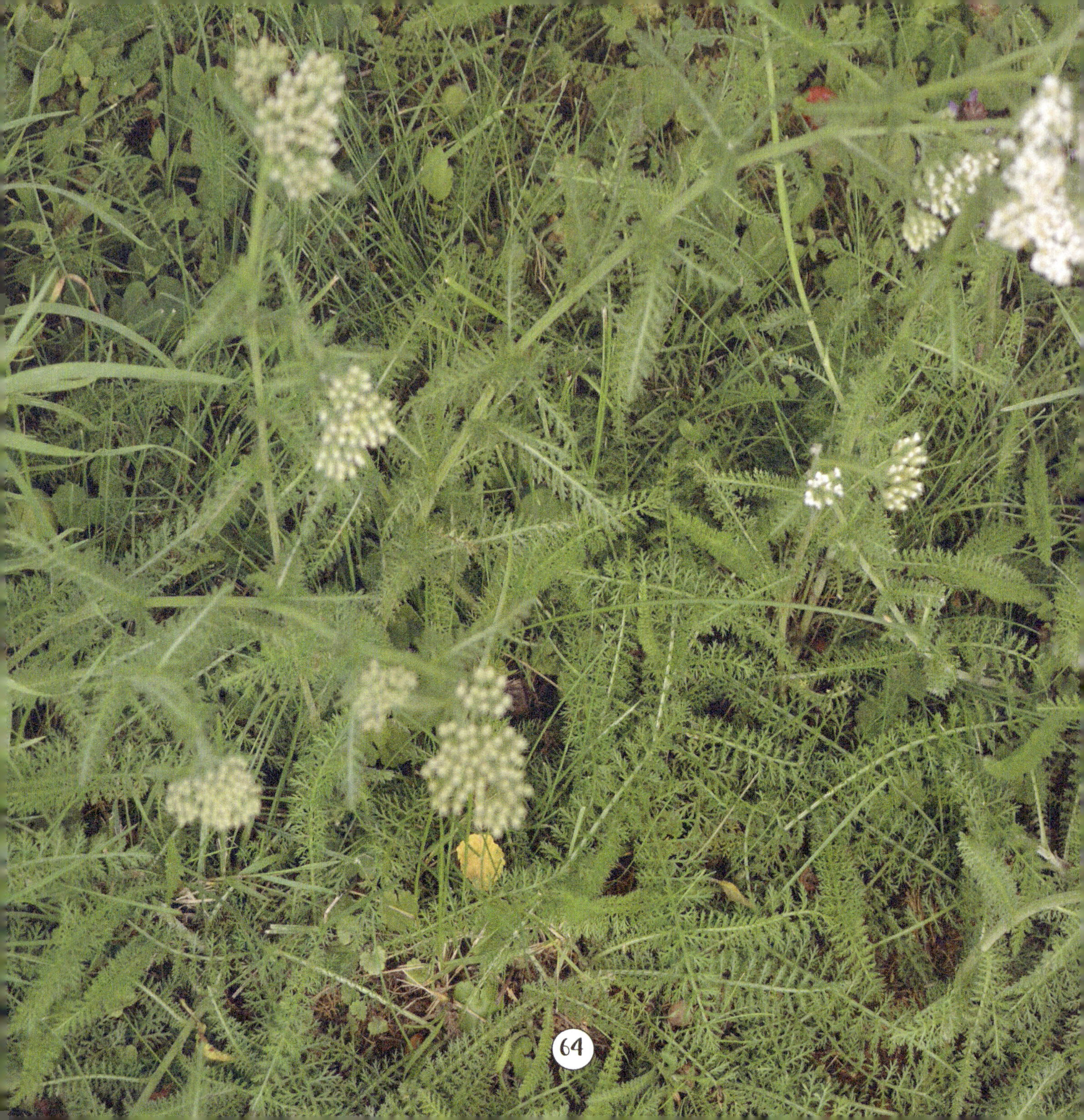

Die Schafgarbe

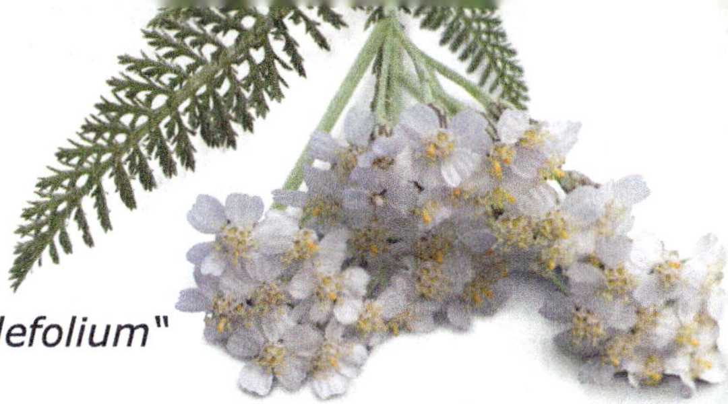

Die Schafgarbe hat den Botanischen Namen *„Achillea millefolium"* und gehört zur Familie der Korbblütengewächse.

Wo man sie findet:

Sie wächst auf Wiesen, an Wegrändern, Böschungen und auf Schotterplätzen.

Verwendete Pflanzenteile:

Es können die Blätter und Blüten verwendet werden.

Hauptblütezeit: Juni - Oktober

Ihre Inhaltsstoffe:

Ätherische Öle, Gerbstoffe, Flavonoide, Kampfer, Bitterstoffe sowie verschiedene Mineralien (vor allem Kalium).

Interessantes:

Der Name „millefolium" bedeutet so viel wie „Tausendblatt", da ein Blatt der Schafgarbe aussieht, wie tausend Blätter. Im Volksmund wird sie auch „Augenbraue der Venus" genannt

Verwendung:

Da die Schafgarbe einen würzigen Geschmack hat, passt sie roh zu Salaten, Kräutersalzen, Kräuterbutter oder Brotaufstrichen. Man kann einen Tee zubereiten oder Salben und Ölauszüge herstellen.

Die Heilwirkung:

Da die Schafgarbe stark entzündungshemmend und antibakteriell wirkt, wird sie bei leichten, krampfartigen Beschwerden im Magen-Darm- Trakt, sowie bei Unterleibskrämpfen von Frauen eingesetzt. Als Tee zubereitet wirkt die Schafgarbe ausserdem bei wetterbedingten Kopfschmerzen und Migräne.

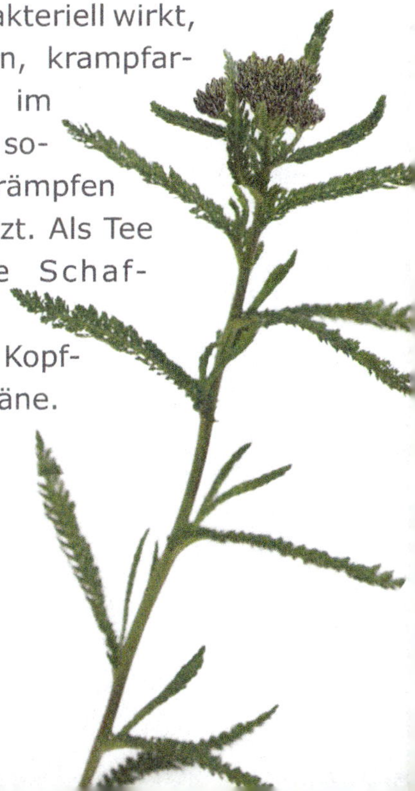

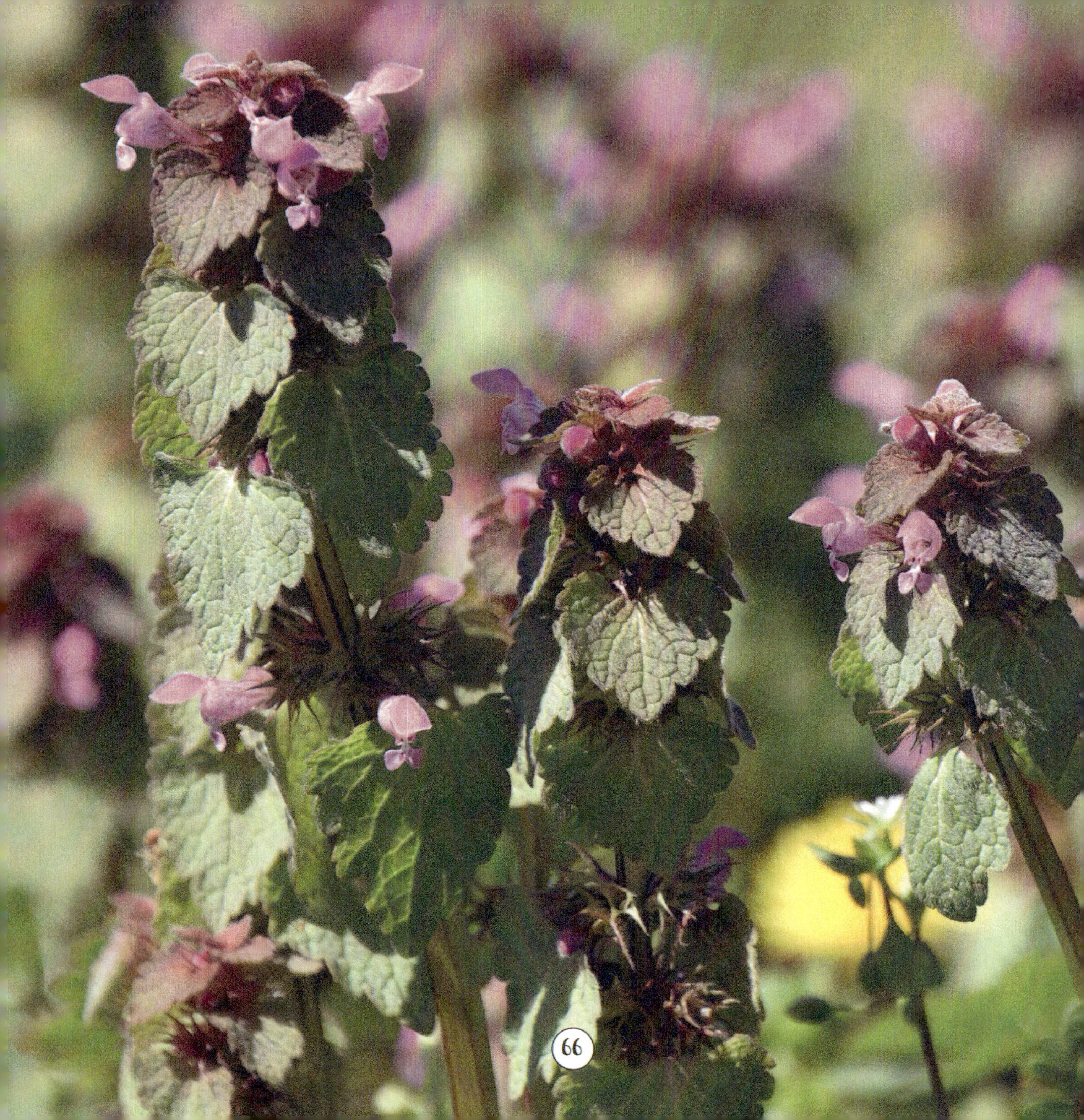

Die purpurrote Taubnessel

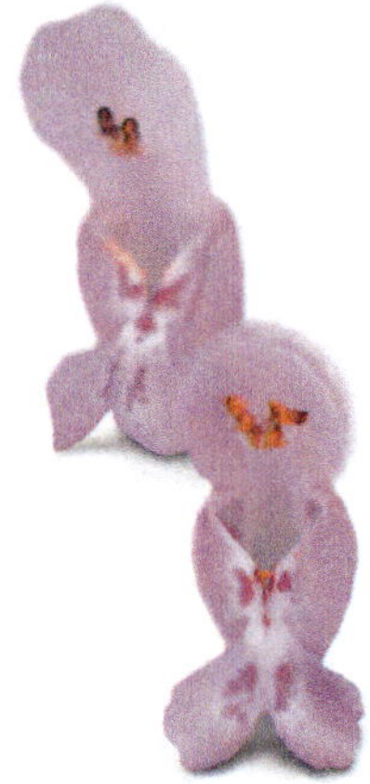

Die purpurrote Taubnessel hat den Botanischen Namen *„Lamium purpureum"* und gehört zur Familie der Lippenblütler.

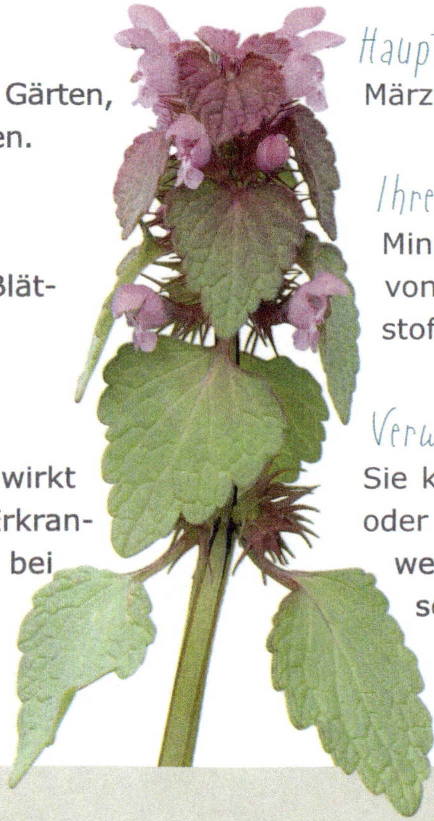

Wo man sie findet:

Man findet sie auf Wiesen, in Gärten, Wegrändern und unter Hecken.

Verwendete Pflanzenteile:

Es können die Blüten und Blätter verwendet werden.

Die Heilwirkung:

Die purpurrote Taubnessel wirkt schleimlösend, hilft bei Erkrankungen der Atemwege und bei Entzündungen der Magen-Darm- Schleimhaut.

Hauptblütezeit:

März - Oktober

Ihre Inhaltsstoffe:

Mineralien, ätherisches Öl, Flavonoide, sekundäre Pflanzenstoffe, Gerbstoffe, Schleimstoffe

Verwendung:

Sie kann roh in Salaten gegessen oder als Teeaufguss verwendet werden. Die Blüten eignen sich sehr gut als Dekoration.

Interessantes:

Die purpurote Taubnessel könnte für das unerfahrene Auge mit der blühenden Gundelrebe verwechselt werden. Dies ist nicht schlimm, denn beide Arten sind essbar. Ein eindeutiges Erkennungsmal der Taubnessel ist der markante, glatte, viereckige Stiel.

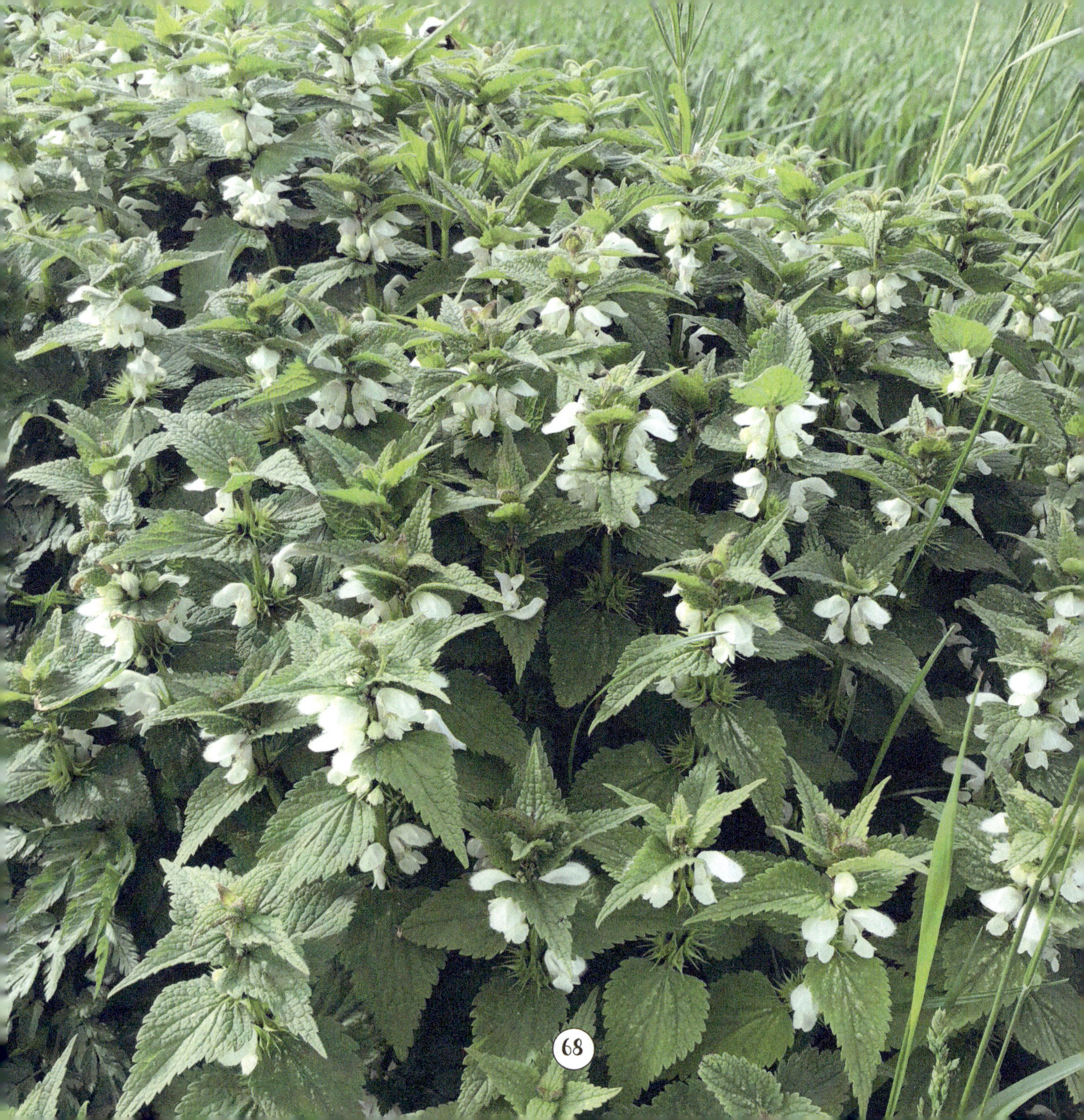

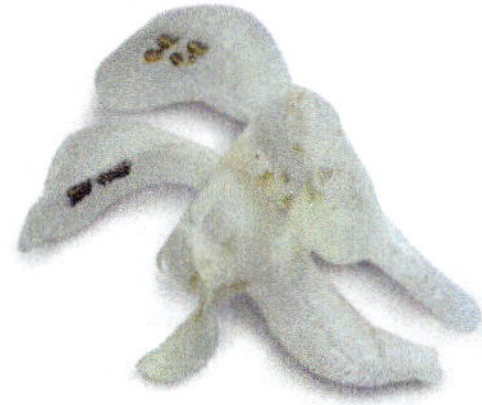

Die weiße Taubnessel

Die weiße Taubnessel hat den Botanischen Namen *„Lamium album"* und gehört zur Familie der Lippenblütler.

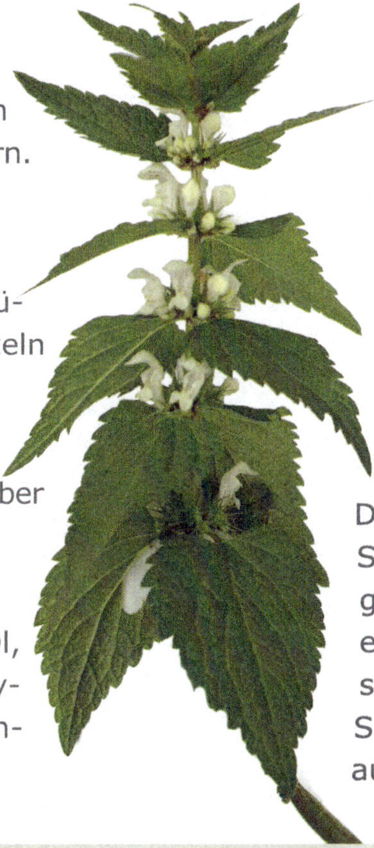

Wo man sie findet:

Sie wächst auf Wiesen, in Gärten und an Wegrändern.

Verwendete Pflanzenteile:

Es können die Blätter, Blüten, Samen und Wurzeln verwendet werden.

Hauptblütezeit: März - Oktober

Ihre Inhaltsstoffe:

Mineralien, ätherisches Öl, Iridoide, Flavonoide, Glykoside, Saponine, Schleim- und Gerbstoffe

Die Heilwirkung:

Die weiße Taubnessel wird gerne gegen Frauenleiden und durch ihre entzündungshemmenden und schleimlösenden Eigenschaften, auch bei Erkrankungen der Atemwege eingesetzt.

Verwendung:

Die Blüten eignen sich aufgrund ihrer Süße sehr gut als dekorative Beilage für Desserts. Die Taubnessel hat einen milden Geschmack und eignet sich gut als Grundlage für Salate, Suppen oder Gemüse. Man kann sie auch als Teeaufguß zubereiten.

Interessantes:

Solange die Blütenstände der weissen Taubnessel noch nicht ausgebildet sind, ähnelt sie dem Aussehen der Brennnessel. Sie hat jedoch keine Brennhaare, was ihrer ganzen Gattung den Namen „TAUB-nessel" eingebracht hat.

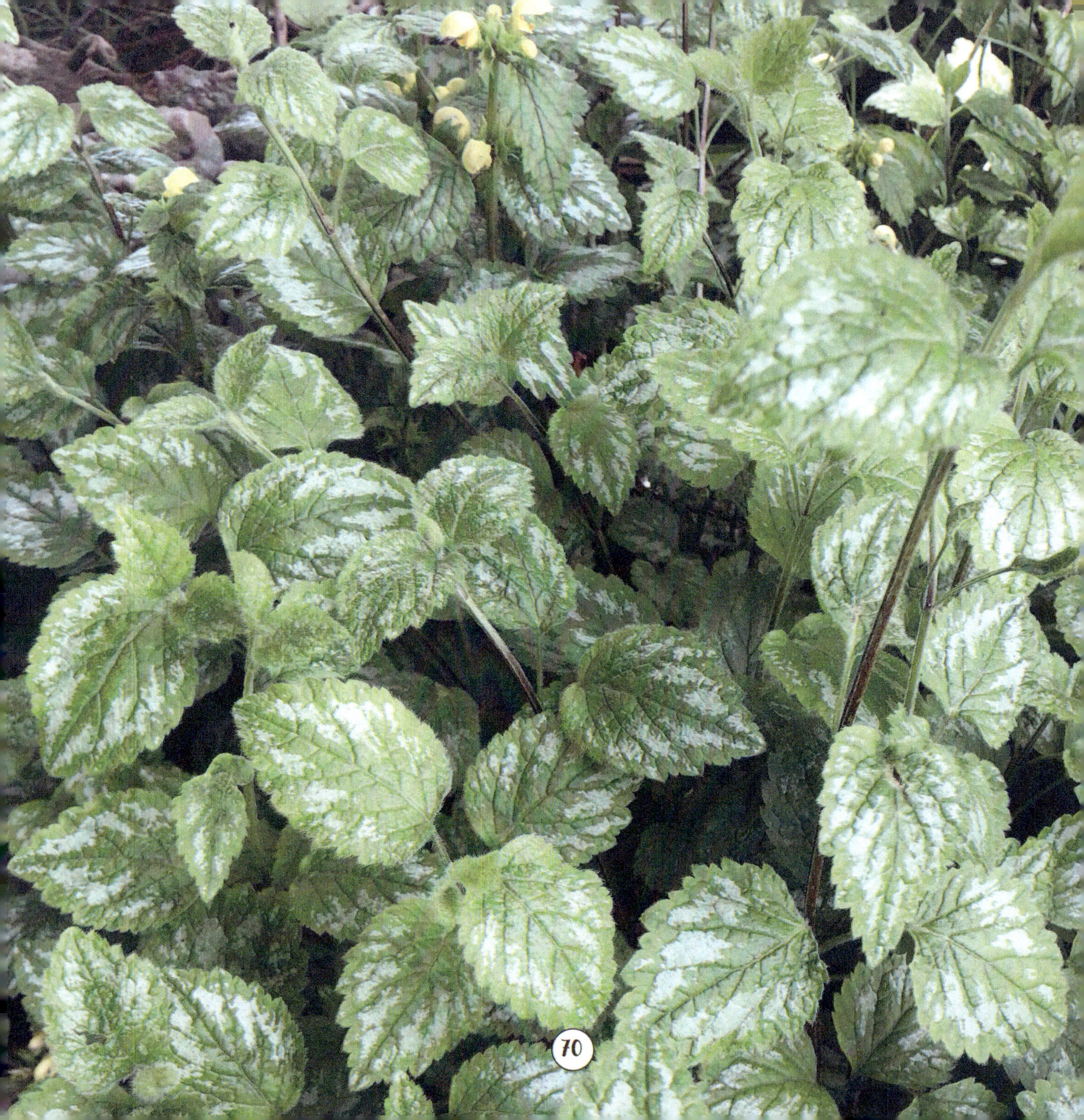

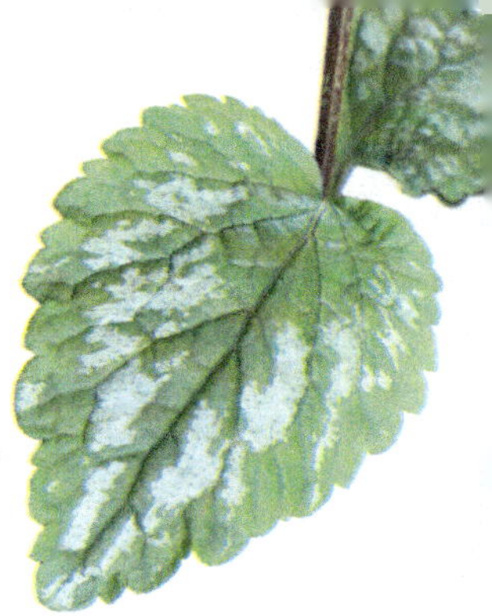

Die gelbe Taubnessel (Goldnessel)

Die gelbe Taubnessel hat den Botanischen Namen „Lamium galeobdolon" und gehört zur Familie der Lippenblütler.

Wo man sie findet:

Sie wächst im Wald und an schattigen Plätzen.

Verwendete Pflanzenteile:

Es können die Blätter, Blüten, Samen, Triebe und Wurzeln verwendet werden.

Die Heilwirkung:

Sie wirkt antimikrobiell, antiviral und antioxidativ. Durch ihre schleimlösenden und entzündungshemmenden Eigenschaften wird sie sowohl bei Atemwegserkrankungen als auch bei Entzündungen der Magen- Darm- Schleimhaut eingesetzt.

Ihre Inhaltsstoffe:

Iridoide, Mineralien, ätherisches Öl, Flavonoide, Glycoside, Saponine, Gerbstoffe, Schleimstoffe

Hauptblütezeit: April - Juli

Zubereitung:

Die Blüten dienen als schöne Dekoration und schmecken süßlich. Die Blätter können ebenfalls roh verwendet werden, z.B. in Smoothies, Eintöpfen, Suppen oder kleingeschnitten im Salat. Die Pflanze kann im Ganzen auch als Teeaufguß zubereitet werden.

Interessantes:

Die Silberfärbung der Blätter kommt daher, dass die oberste Schicht Luftblasen gebildet hat, durch die das Licht silbrig reflektiert wird. Es gibt aber auch eine Naturgoldnessel, die keine Silberfärbung der Blätter aufzuweisen hat. Bei dieser Taubnessel, sind die Blätter grün.

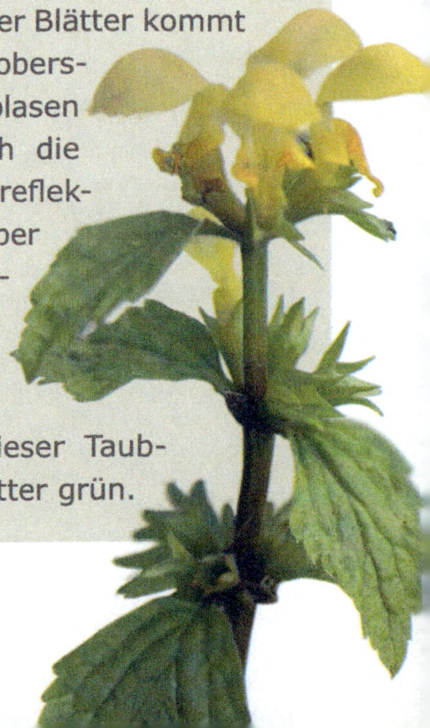

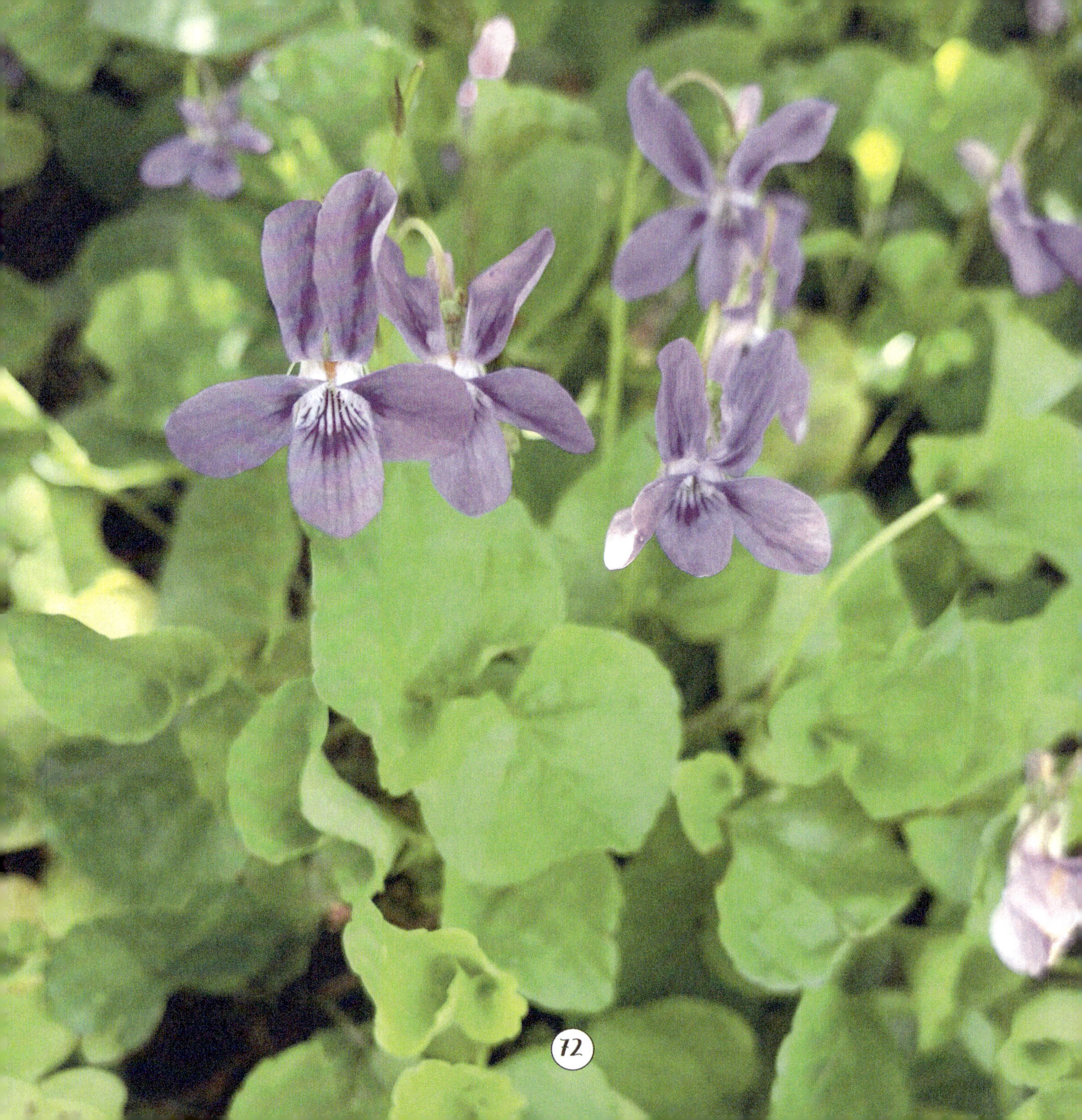

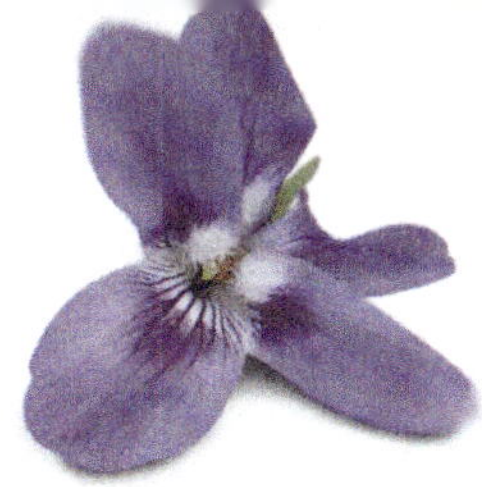

Das Veilchen

Das Veilchen hat den Botanischen Namen *„Viola Odorata"* und gehört zur Familie der Veilchengewächse.

Wo man es findet:

Man findet es an Waldrändern, Hecken und auf Wiesen.

Verwendete Pflanzenteile:

Es können die Blüten, Blätter und Wurzeln verwendet werden.

Die Heilwirkung:

Das Veilchen wirkt antibakteriell und beruhigend, senkt die Blutfettwerte, ist harntreibend, schleimlösend und schweißtreibend.

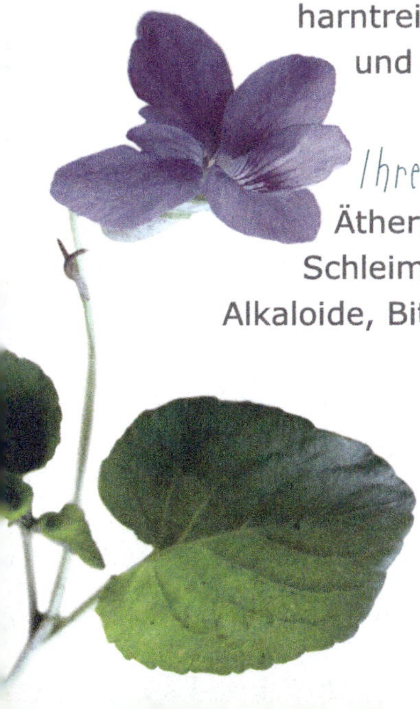

Ihre Inhaltsstoffe:

Ätherische Öle, Flavonoide, Schleimstoffe, Anthocyane, Alkaloide, Bitterstoffe, Eugenol

Hauptblütezeit: März - April

Verwendung:

Die mild schmeckenden Blüten sind eine schöne Dekoration für jeden Speiseteller. Auch zu benutzen als Teeaufguss, für Ölauszüge (Veilchenblütenöl) oder als Sirup.

Interessantes:

Es gibt sehr viele Veilchenarten, u.a. auch das bekannte „Stiefmütterchen". Auch diese Arten können dank ihrer ähnlichen Inhaltsstoffe verwendet und verspeist werden.

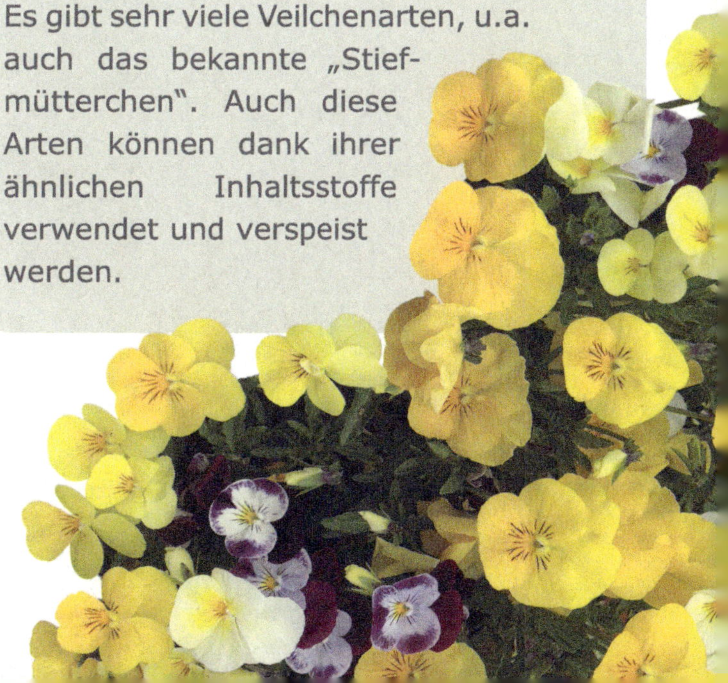

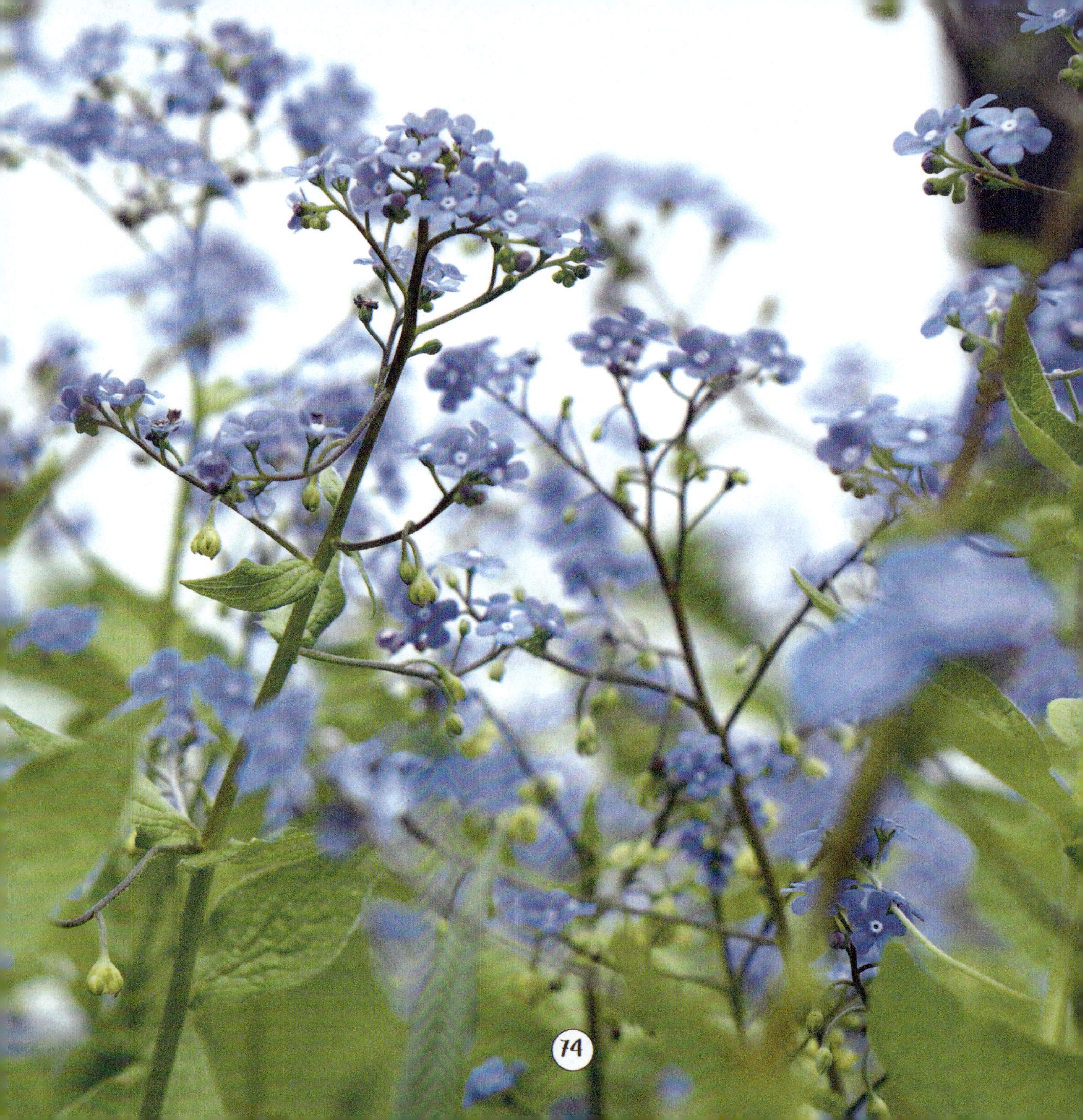

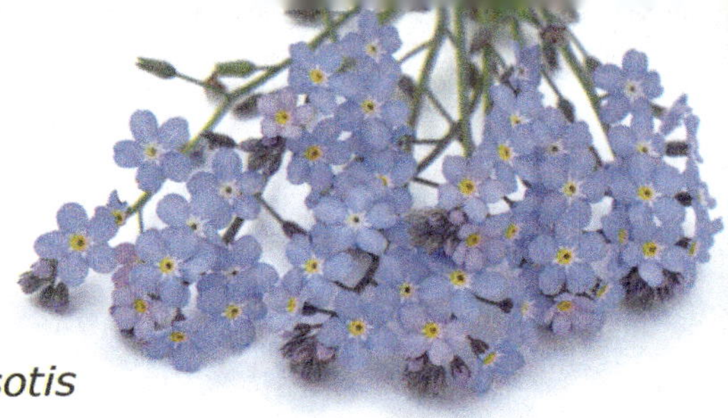

Das Vergissmeinnicht

Das Vergissmeinnicht hat den Botanischen Namen *„Myosotis sylvatica“* und gehört zur Familie der Rauhblattgewächse.

Wo man es findet:

Es wächst auf Wiesen oder an feuchten, halbschattigen Standorten. Es dient gerne auch als Zierpflanze in Gärten.

Hauptblütezeit: März - Juni

Verwendete Pflanzenteile:

Es werden nur die Blüten verwendet.

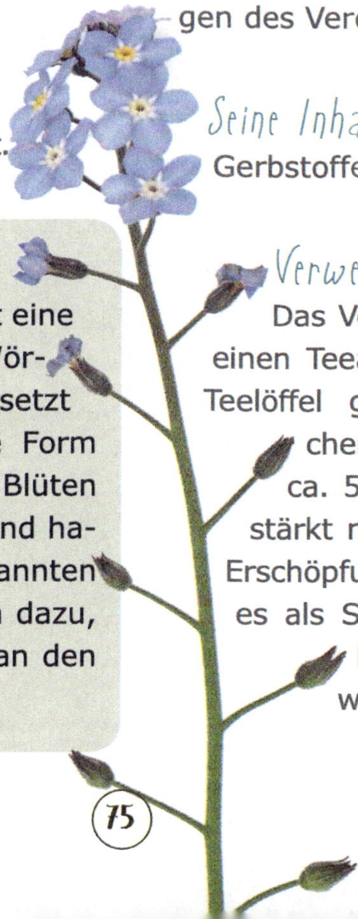

Interessantes:

Der botanische Name Myosotis ist eine Kombination der griechischen Wörten „mus“ und „otis“, was übersetzt Mäuseohr bedeutet und auf die Form der Blätter hinweist. Die schönen Blüten blühen in blau, rosa oder weiss und haben ein gelbes „Auge“, die sogenannten „Schlundschuppen“. Diese dienen dazu, dass nur langrüsselige Insekten an den Nektar herankommen.

Die Heilwirkung:

Das Vergissmeinnicht hat eine sanfte Wirkung auf den Körper. Es wirkt beruhigend, entzündungshemmend und stärkend auf das Lymphsystem. Außerdem hilft es gegen Durchfall und Entzündungen des Verdauungssystems.

Seine Inhaltsstoffe:

Gerbstoffe, Alkaloide, Kalium

Verwendung:

Das Vergissmeinicht wird gerne für einen Teeaufguß benutzt. Ein bis zwei Teelöffel getrocknete Blüten mit kochendem Wasser übergießen und ca. 5 Min. ziehen lassen. Der Tee stärkt nach langen Krankheits- oder Erschöpfungsphasen. Äußerlich kann es als Salbe für Quetschungen oder Entzündungen eingesetzt werden.

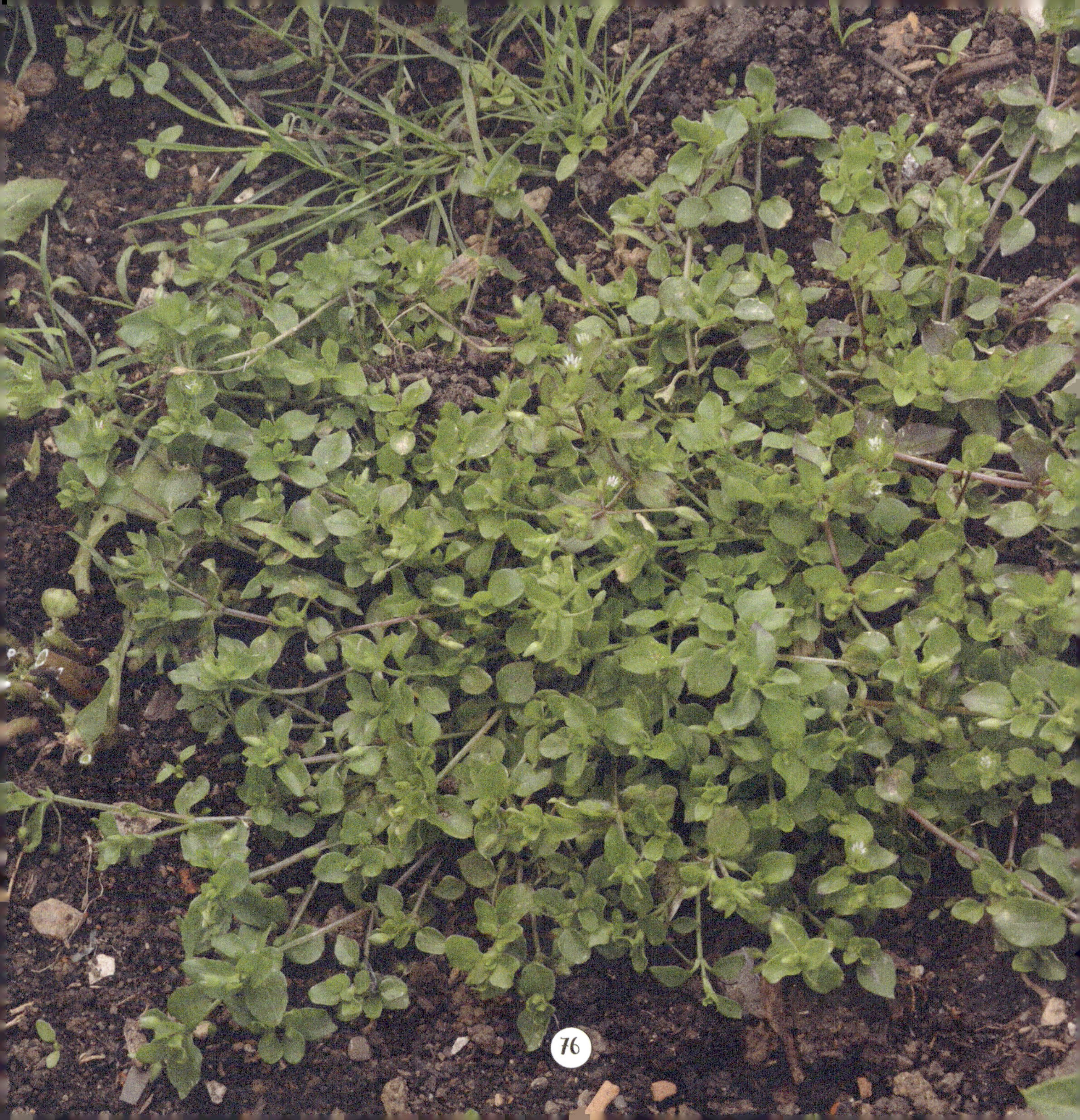

Die Vogelmiere

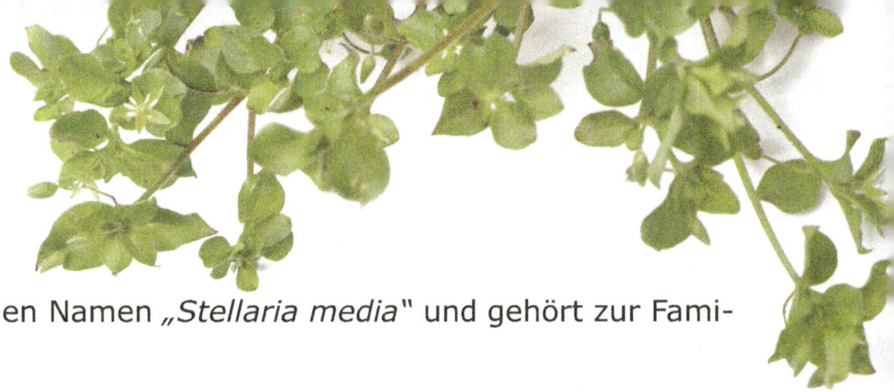

Die Vogelmiere hat den Botanischen Namen *„Stellaria media"* und gehört zur Familie der Nelkengewächse.

Wo man sie findet:

Sie wächst in Gärten, auf Wiesen, Schuttplätzen und auf Ackerflächen.

Verwendete Pflanzenteile:

Es können die Blätter, Blüten und Knospen verwendet werden.

Ihre Inhaltsstoffe:

Mineralsalze, Kieselsäure, Kalium, Saponin, Cumarine, Flavonoide

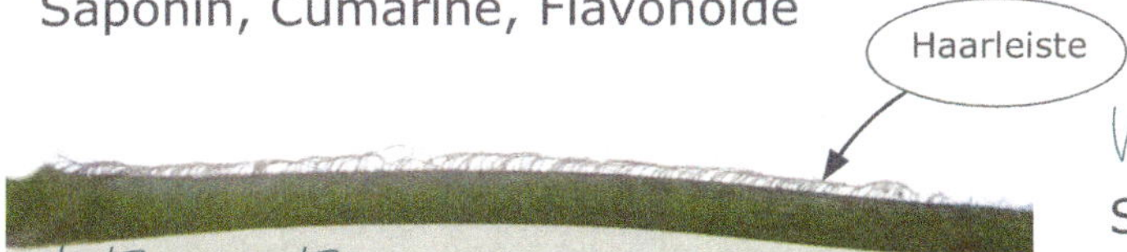

Interessantes:

Sie ist sehr gut an ihrer irokesenartigen „Haarleiste" am Stängel zu erkennen und wenn man sie sanft auseinanderzieht, erkennt man den sogenannten „Hühnerdarm", der sehr flexibel und gummiartig ist.

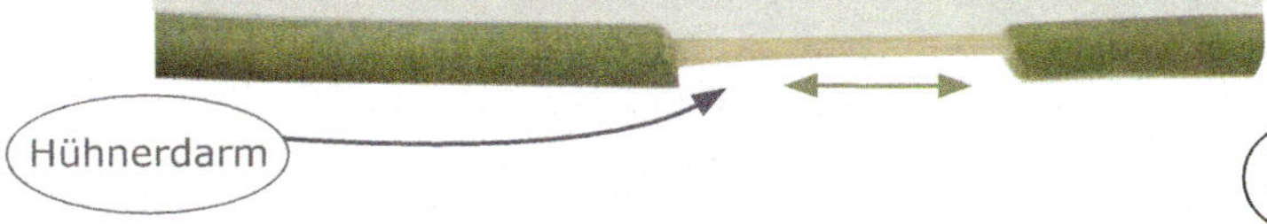

Die Heilwirkung:

Die Vogelmiere ist laut Hildegard von Bingen eines der immunstärkensten Kräuter und wächst fast das ganze Jahr. Sie ist harntreibend, schleimlösend, wundheilend und juckreizlindernd. Außerdem wurde sie früher in der Volksmedizin gegen Rheuma und Gelenkschmerzen eingesetzt.

Hauptblütezeit: Januar - Dezember

Verwendung:

Sie ist ein sehr wohlschmeckendes und mildes Kraut. Ihr Geschmack erinnert an frische Erbsen und jungen Mais und wird daher auch gern von Kindern verspeist. Man kann sie wunderbar als wilden Salat verzehren, der durch die gesunden Inhalsstoffe den Kopfsalat um ein Vielfaches überttrifft.

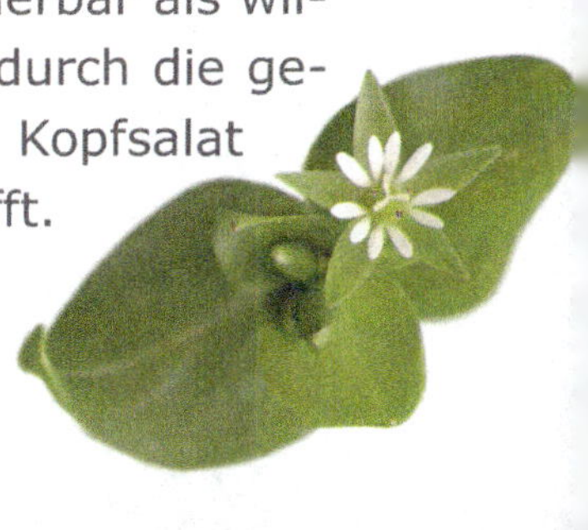

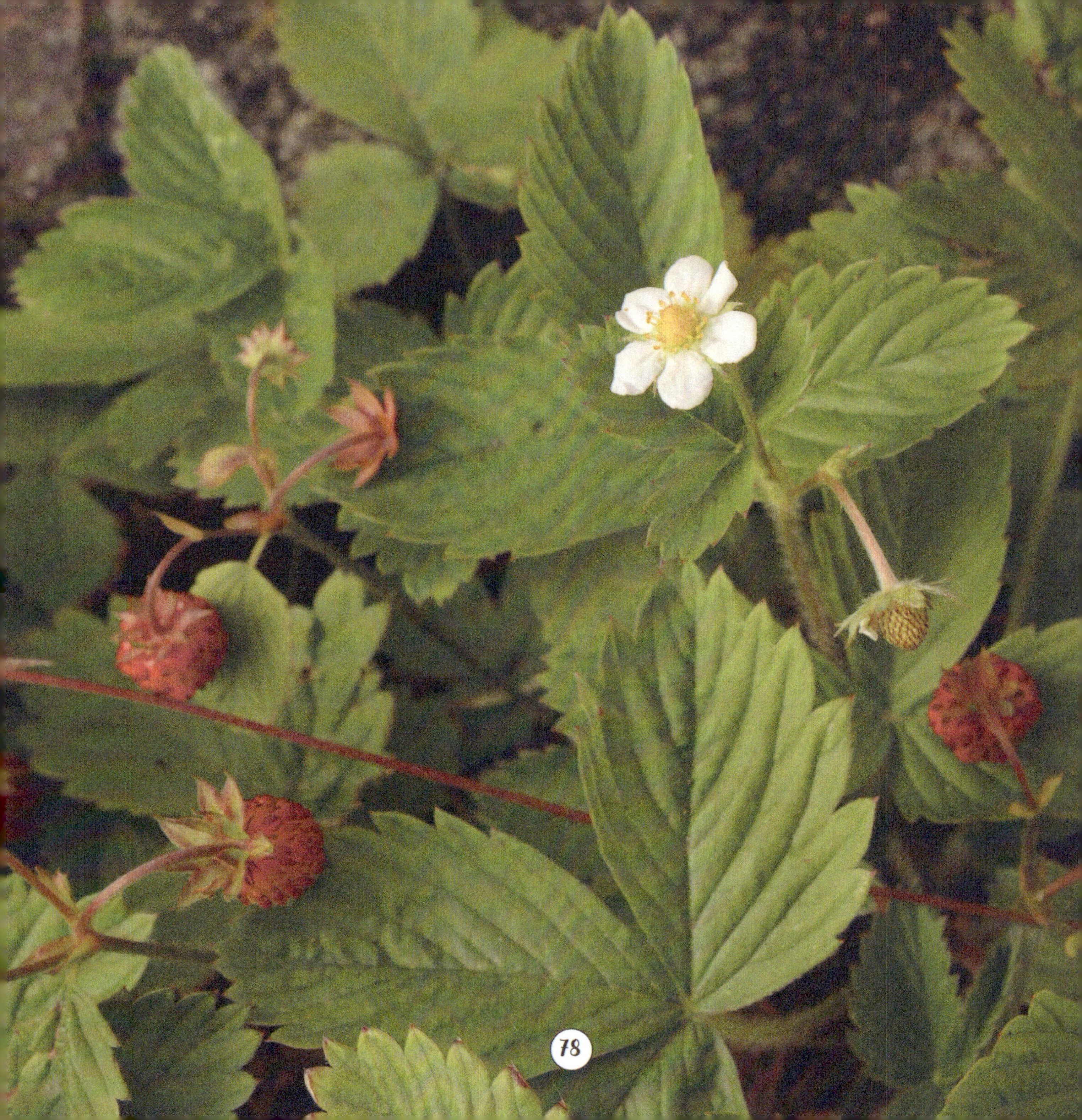

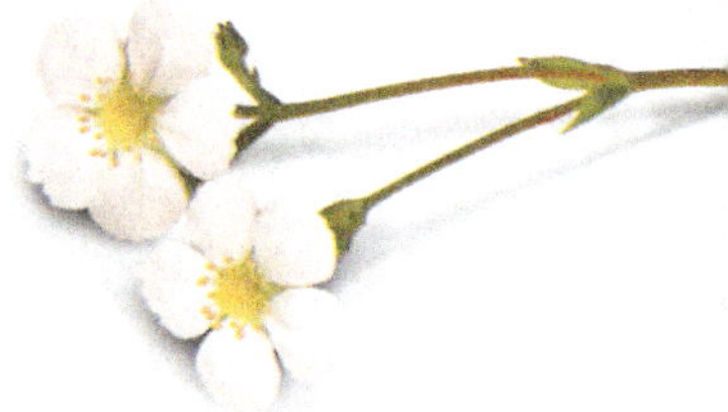

Die Walderdbeere

Die Erdbeere hat den Botanischen Namen *„Fragaria vesca"* und gehört zur Familie der Rosengewächse.

Wo man sie findet:

Sie wächst auf Wiesen, in Gärten, an Waldrändern, Lichtungen und in Heckenzonen.

Verwendete Pflanzenteile:

Es können die Blätter, Blüten und Früchte verwendet werden.

Hauptblütezeit: Mai - Juni

Die Heilwirkung:

Erdbeerblätter können aufgrund ihres hohen Gerbstoffgehaltes bei Durchfall oder Harnwegsbeschwerden eigesetzt werden.

Ihre Inhaltsstoffe:

Gerbstoffe, ätherisches Öl, Vitamin C, Flavonoide, Anthocyane

Verwendung:

Die Blätter sind fast das ganze Jahr über frisch zu pflücken und können in jegliche Speisen mit eingearbeitet werden. Die Blüten sind eine schöne Dekoration in jedem Essen, und die Früchte dieser Pflanze kennt vermutlich jedes Kind.

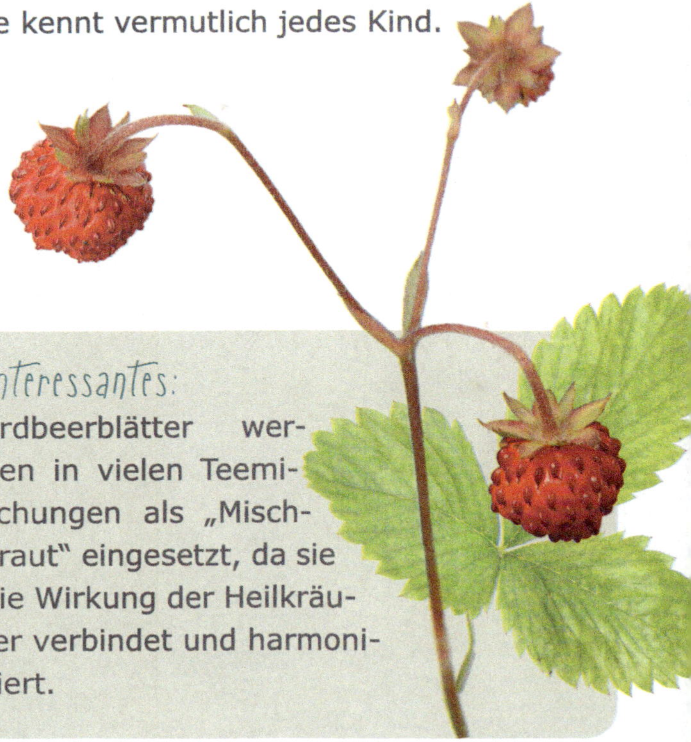

Interessantes:

Erdbeerblätter werden in vielen Teemischungen als „Mischkraut" eingesetzt, da sie die Wirkung der Heilkräuter verbindet und harmonisiert.

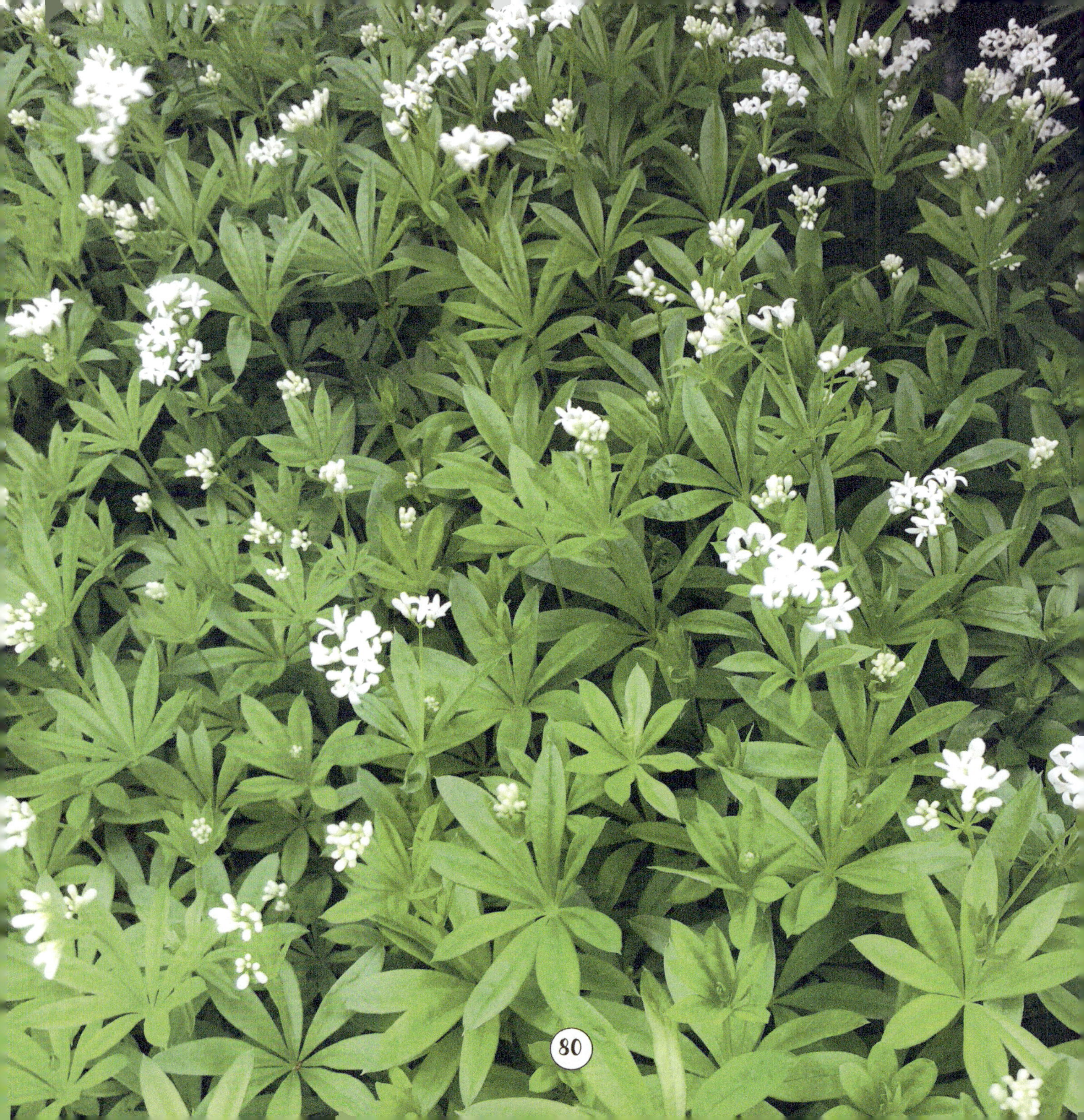

Der Waldmeister

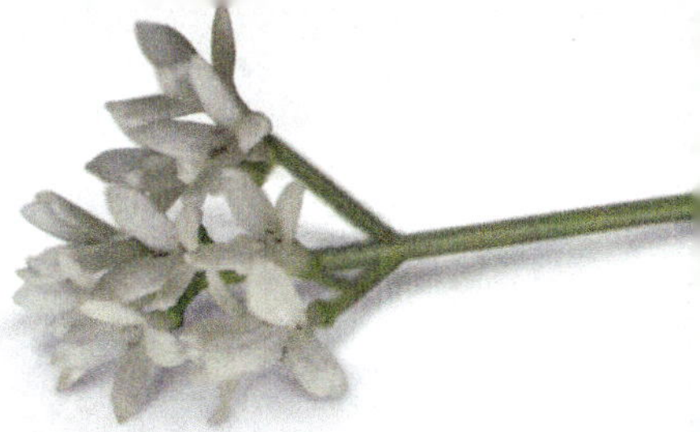

Der Waldmeister hat den Botanischen Namen *„Galium odoratum"* und gehört zur Familie der Rötegewächse.

Wo man ihn findet:

An Waldrändern besiedelt er den Boden oft großflächig.

Verwendete Pflanzenteile:

Es können die Blätter und Blüten verwendet werden.

Die Heilwirkung:

In kleinen Mengen hilft der Waldmeister bei Kopfschmerzen, Migräne und Schlafstörungen.

Seine Inhaltsstoffe:

Bitterstoffe, Gerbstoffe, Glykoside, Cumarine, Flavonoide

Hauptblütezeit: Mai - Juni

Verwendung:

Als Teeaufguss oder als wohlschmeckende Waldmeisterbowle auch Maibowle genannt. Auch in Kombination mit Weintrauben in einem grünen Smoothie schmeckt der Waldmeister sehr köstlich.

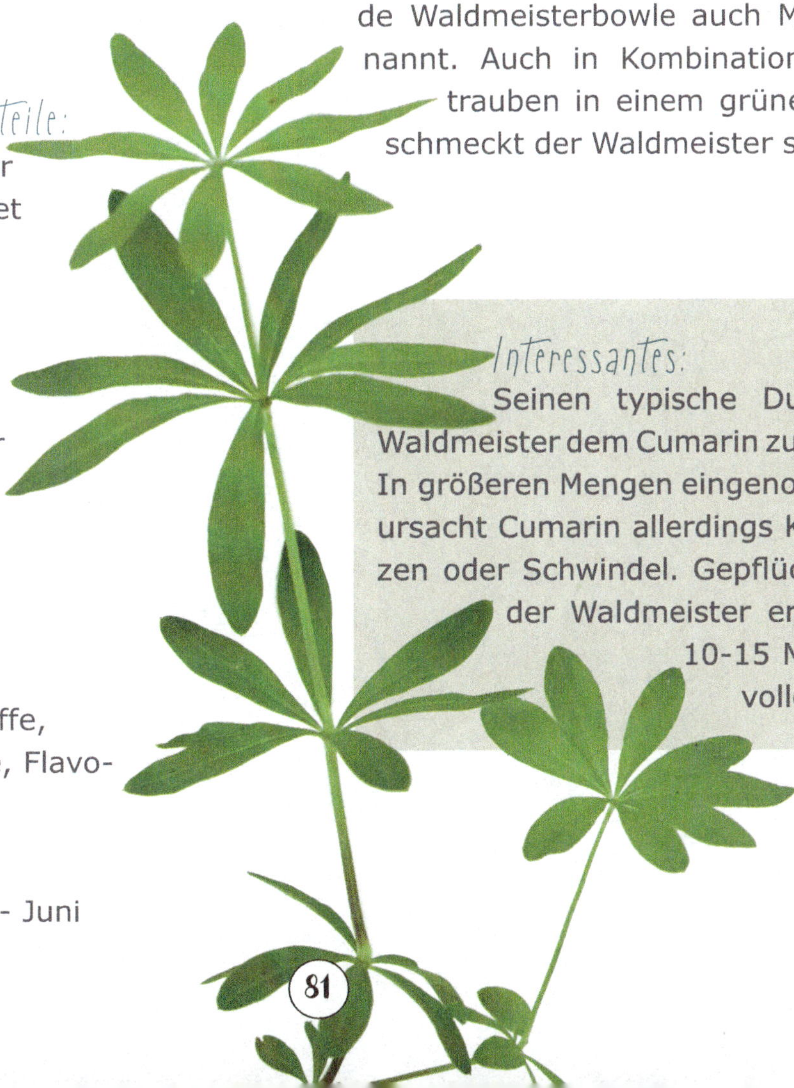

Interessantes:

Seinen typische Duft hat der Waldmeister dem Cumarin zu verdanken. In größeren Mengen eingenommen, verursacht Cumarin allerdings Kopfschmerzen oder Schwindel. Gepflückt entfaltet der Waldmeister erst nach ca. 10-15 Minuten sein volles Aroma.

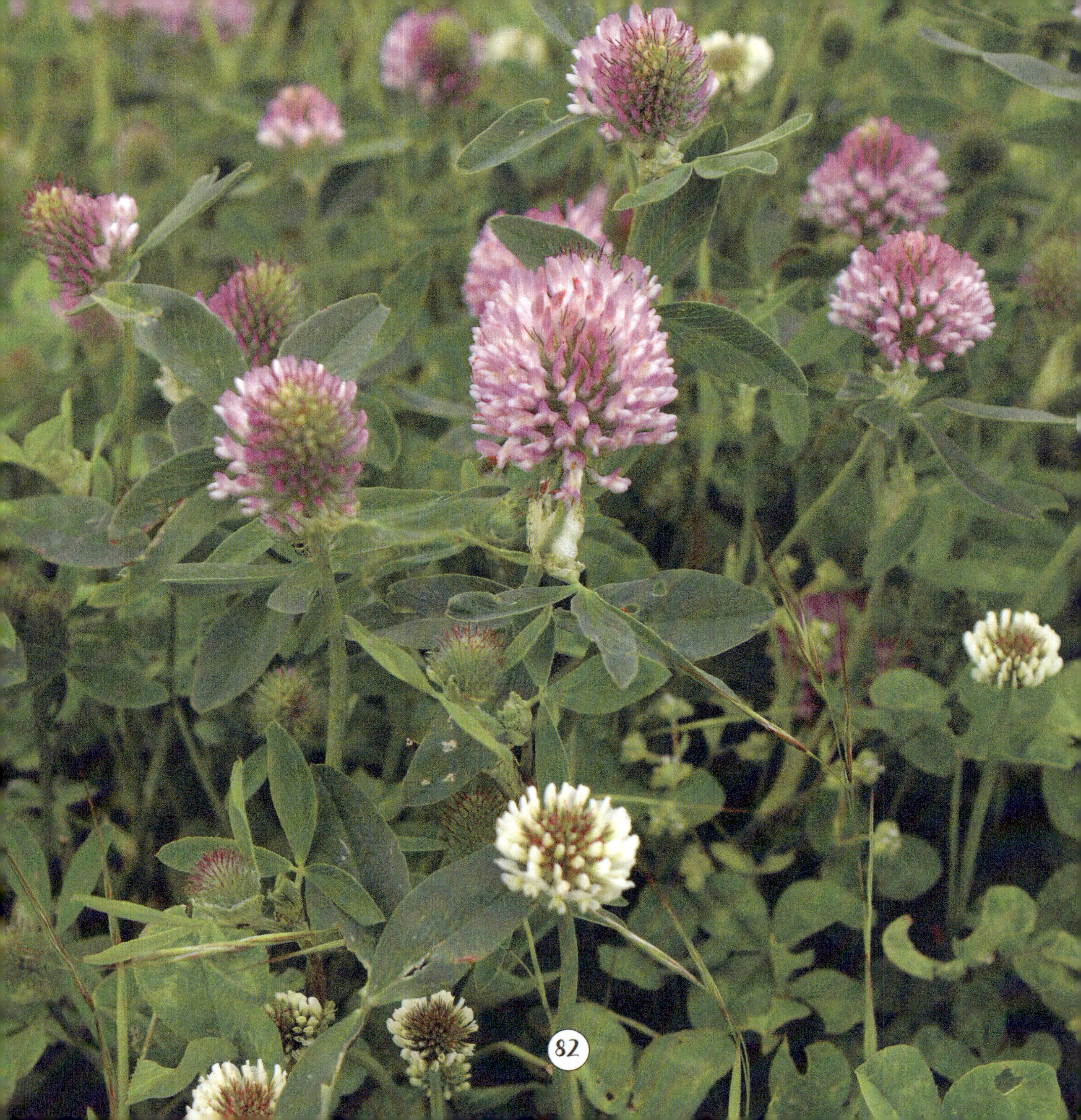

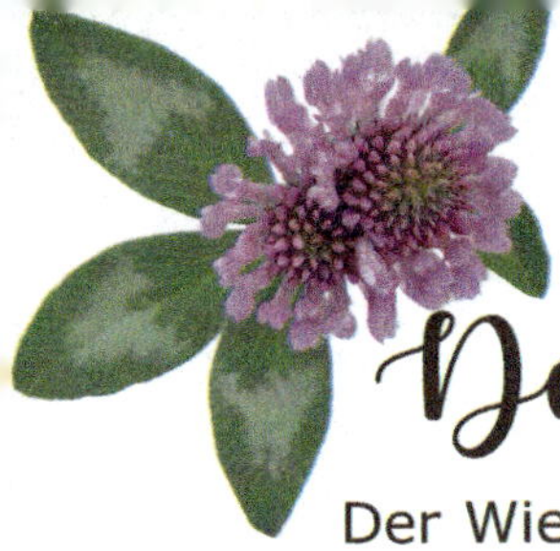

Der Wiesenklee

Der Wiesenklee oder Rotklee hat den Botanischen Namen *„Trifolium pratense"* und gehört zur Familie der Schmetterlingsblütengewächse.

Wo man ihn findet:

Man findet ihn auf Wiesen, an Wegrändern und Waldlichtungen.

Verwendete Pflanzenteile:

Es können die Blätter und Blüten verwendet werden.

Verwendung:

Er kann frisch und roh als Dekoration auf Gerichten, oder die Blüten als Teeaufguß während den Wechseljahren verwendet werden.

Ihre Inhaltsstoffe:

Mineralien, ätherisches Öl, Iridoide, Flavonoide, Glykoside, Saponine, Schleim- und Gerbstoffe

Hauptblütezeit: Juni - September

Die Heilwirkung:

Der Rotklee wirkt blutreinigend und wird hauptsächlich bei Wechseljahresbeschwerden eingesetzt. Er dient aber auch zur Förderung der Lebertätigkeit, hilft bei der Gallensaftproduktion und sorgt für eine gute Verdauung.

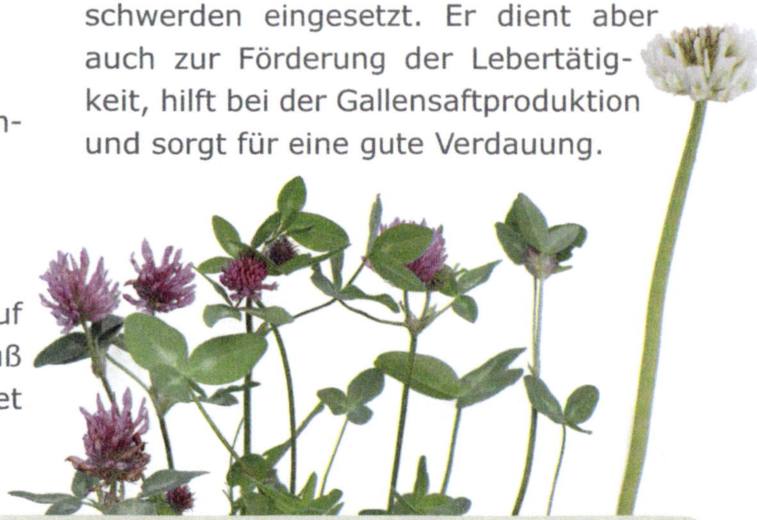

Interessantes:

Der wissenschaftliche Name „Trifolium" beschreibt die typische Blattform und bedeutet „Dreiblatt". Die Heilkräfte des Rotklees stecken vor allem in den schönen roten Blütenköpfen, welche wahrscheinlich jedes Kind, auch wegen seines süßlichen Geschmacks, kennt.

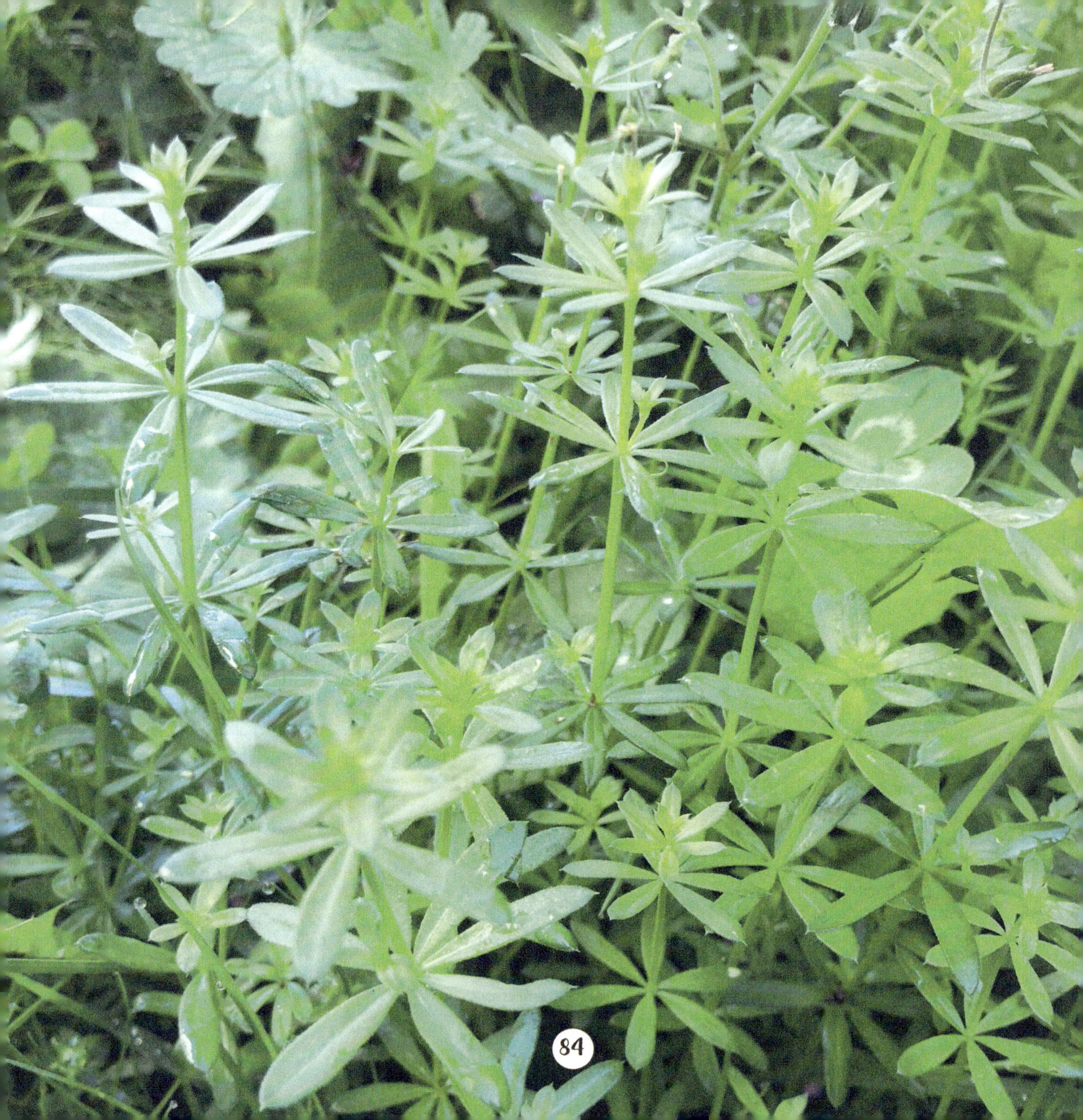

Das Wiesenlabkraut

Das Wiesenlabkraut hat den Botanischen Namen *„Galium mollugo"* und gehört zur Familie der Rötegewächse.

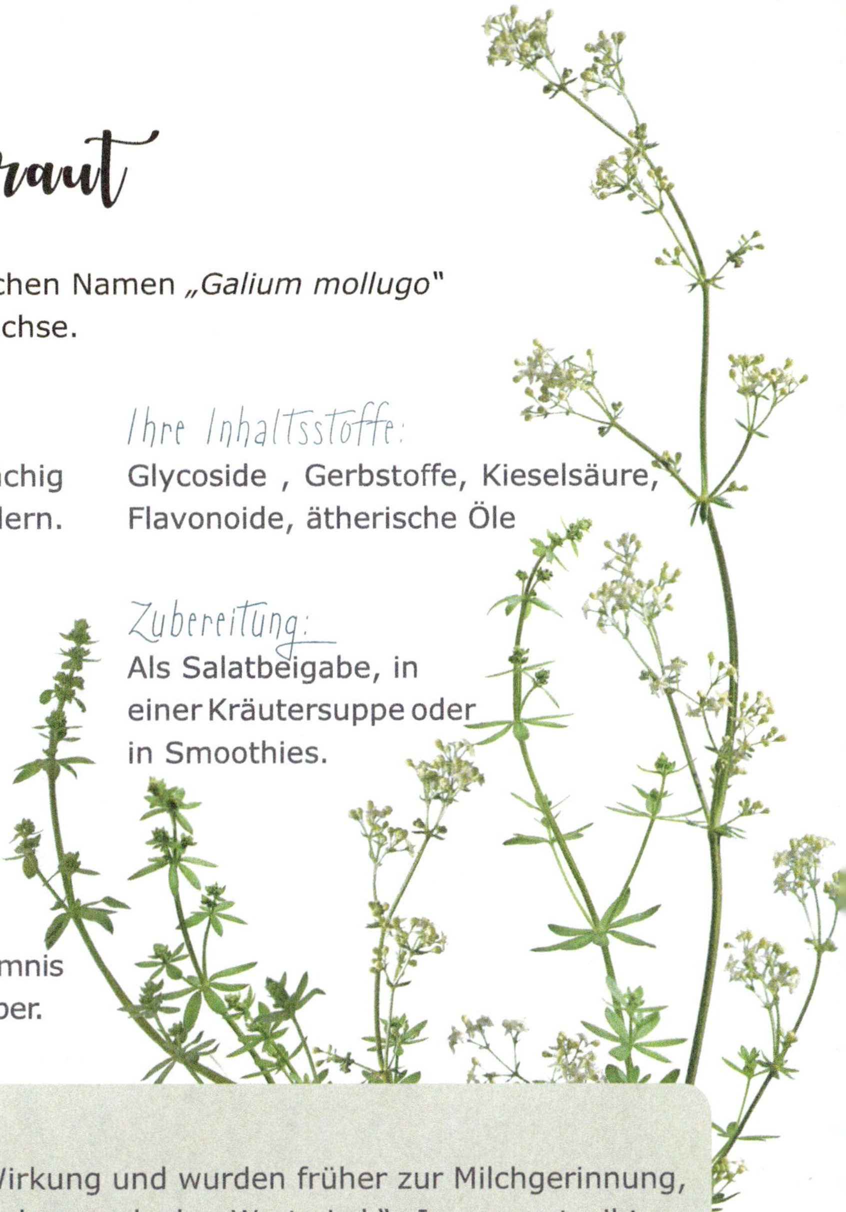

Wo man es findet:

Man findet es an Wegrändern, großflächig auf Wiesen, bei Hecken und Waldrändern.

Verwendete Pflanzenteile:

Es können die die Blätter und Blüten verwendet werden.

Hauptblütezeit: Mai - September

Die Heilwirkung:

Das Labkraut gilt seit jeher als Geheimnis für einen schlanken und gesunden Körper.

Ihre Inhaltsstoffe:

Glycoside , Gerbstoffe, Kieselsäure, Flavonoide, ätherische Öle

Zubereitung:

Als Salatbeigabe, in einer Kräutersuppe oder in Smoothies.

Interessantes:

Labkräuter haben eine gerinnende Wirkung und wurden früher zur Milchgerinnung, also zur Käseherstellung benutzt. Daher auch das Wort „Lab". Insgesamt gibt es über 600 Labkrautarten. Andere bekannte und essbare Labkräuter sind das Echte Labkraut, das Klettenlabkraut und der Waldmeister. Im Gegensatz zu den anderen Labkräutern, blüht das echte Labkraut aber gelb.

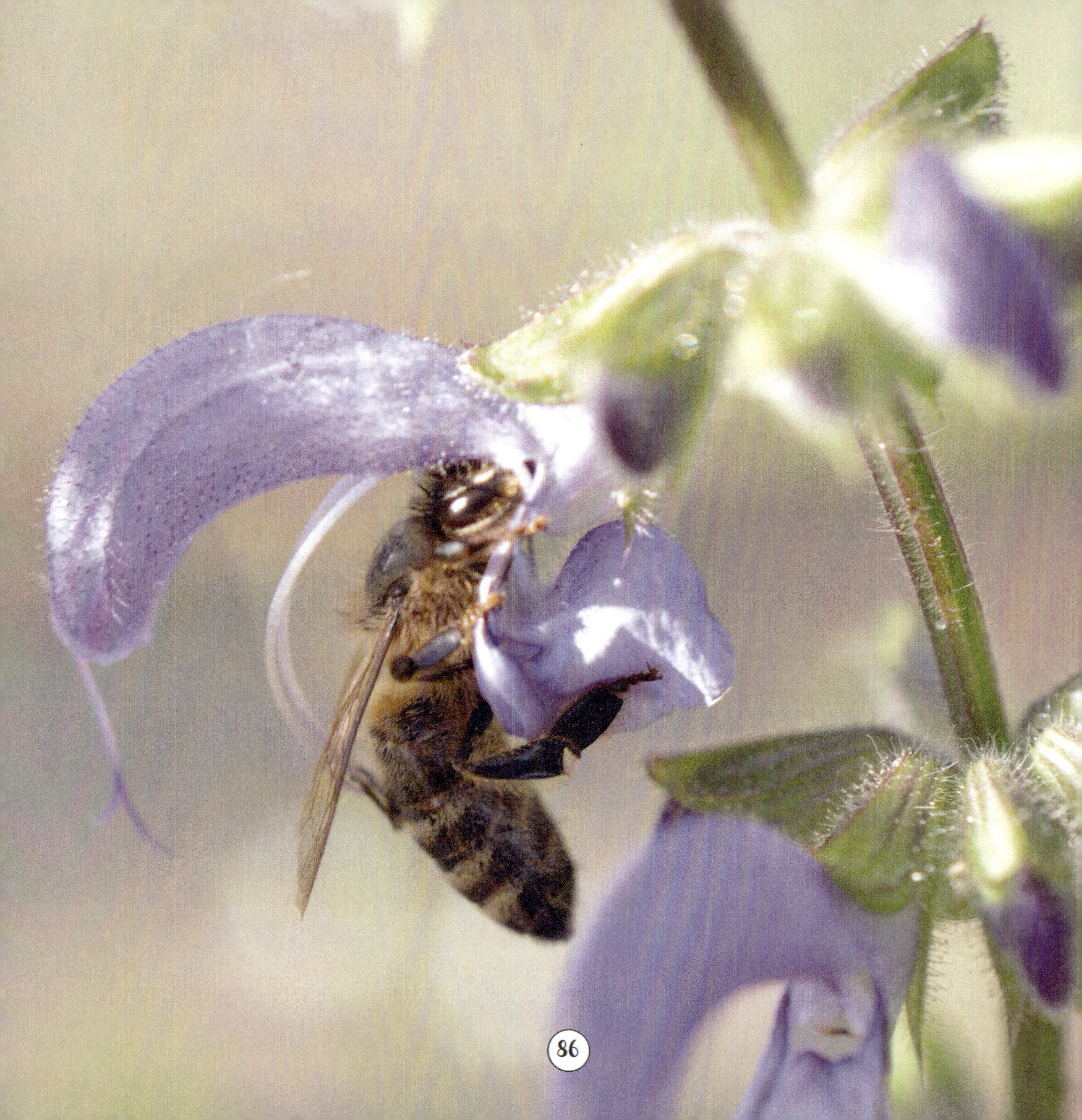

Der Wiesensalbei

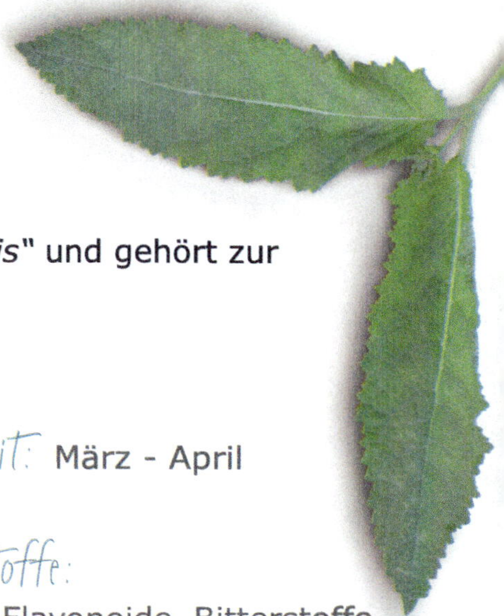

Der Wiesensalbei hat den Botanischen Namen *„Salvia pratensis"* und gehört zur Familie der Lippenblütler.

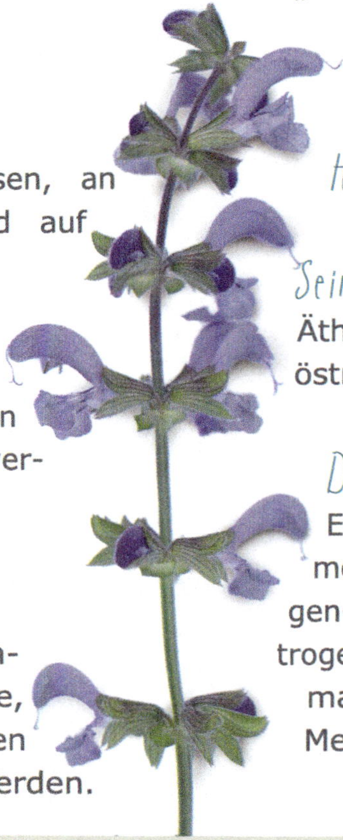

Wo man ihn findet:

Man findet ihn auf Wiesen, an trockenen Standorten und auf kalkreichem Boden.

Verwendete Pflanzenteile:

Es können die Blätter, Blüten und Stängel verwendet werden.

Verwendung:

Die Blüten und Blätter können als Rohkost für Salate, Suppen, Aufstriche, Soßen oder als Tee zubereitet werden.

Hauptblütezeit:

März - April

Seine Inhaltsstoffe:

Ätherisches Öl, Flavonoide, Bitterstoffe, östrogenartige Stoffe

Die Heilwirkung:

Er ist bakterien- und entzündungshemmend und wirkt beruhigend auf die Magen- Darmschleimhaut. Aufgrund der östrogenaritgen Stoffe im Wiesensalbei, sagt man ihm auch nach, dass er gegen Menstruationsbeschwerden helfen soll.

Interessantes:

Der Wiesensalbei bedient sich bei der Bestäubung eines sogenannten „Schlagbaummechanismus". Sobald eine Biene in die Blüte fliegt, um Nektar zu sammeln, löst sie einen Hebelmechanismus aus, wobei sich die Staubfäden der Blüte auf den Rücken der Biene neigen und sie somit bestäubt. Die Pollen werden dann von der Biene von einer Blüte zur anderen transportiert. Dieses Schauspiel lässt sich auch sehr gut nachahmen.

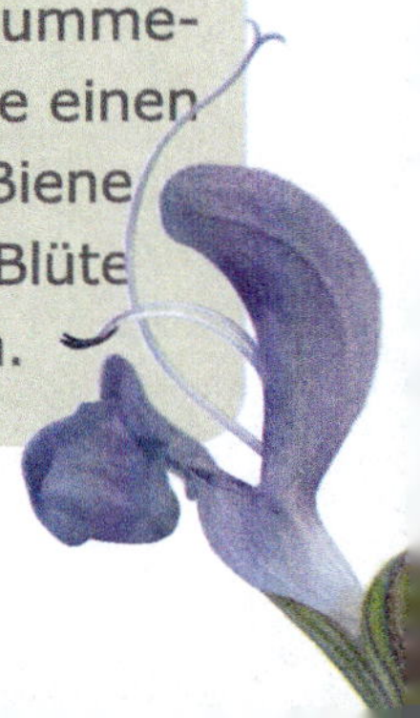

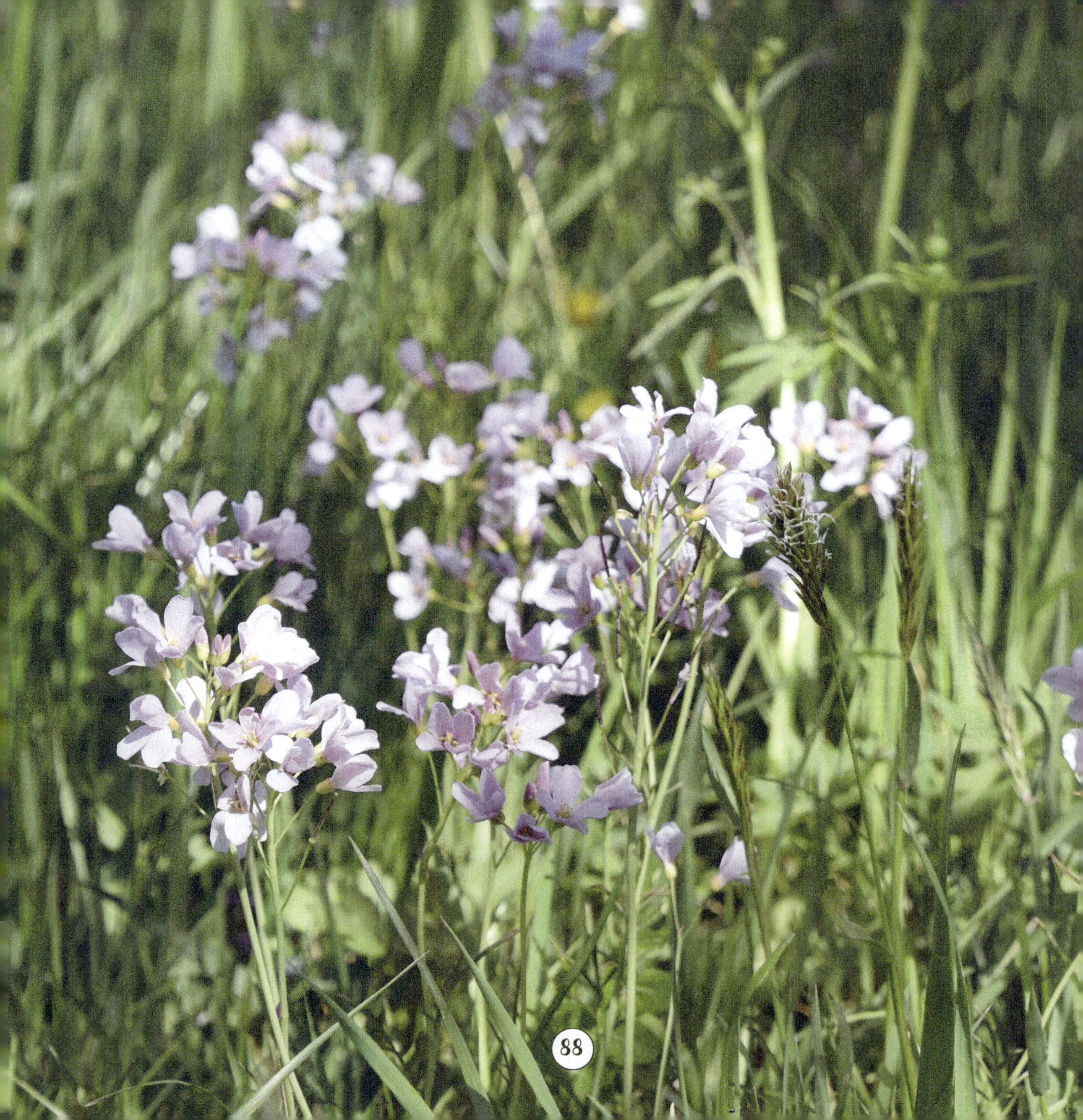

Das Wiesenschaumkraut

Das Wiesenschaumkraut hat den Botanischen Namen „*Cardamine pratensis*" und gehört zur Familie der Kreuzblütengewächse.

Wo man es findet:

Es wächst meist auf feuchten Wiesen und an Waldrändern.

Verwendete Pflanzenteile:

Es können die Blätter, Blüten, Knospen, Samen und Triebe verwendet werden.

Hauptblütezeit:

April - Juni

Die Heilwirkung:

Das Wiesenschaumkraut wirkt antibakteriell und regt die Verdauung an.

Ihre Inhaltsstoffe:

Senfölglycoside, Bitterstoffe, Gerbstoffe, Vitamin C

Zubereitung:

Der Geschmack erinnert an Kresse und wird meistens frisch in Salaten, als Dekoration oder als Teeaufguss verwendet. Die scharfen Samen können als Pfefferersatz genutzt werden.

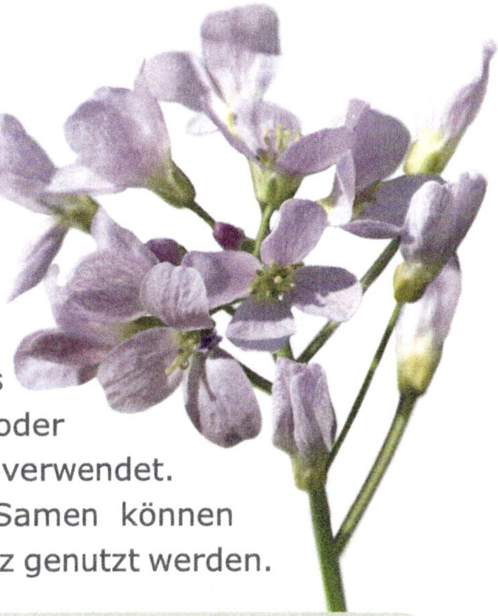

Interessantes:

Die im Schaumkraut enthaltenen Senfölglycoside wirken sanft anregend auf Leber und Niere, weshalb es auch im Volksmund „Bettsaicher" genannt wird. Wiesen auf denen das Kraut blüht, sehen aus der Ferne aus, als hätten sie Schaumkronen. Daher stammt der Name „Wiesenschaumkraut".

Genuss- und Heilpflanzen A B C

		Heilwirkung			Anwendung	
Name	S.	Volksheilkunde	Kommission E*	Zubereitung	inner-lich	äußer-lich
Acker-Heller-kraut	25	Entzündungen der Nieren, Menstruationsbeschwerden		Tee, roh	X	
Brennnessel	27		Harnwegsinfekt, Immunstärkung	Tee, roh	x	
Ehrenpreis	29	„Allerweltsheil"		Tee, roh, Salbe	x	x
Frauenmantel	31	Wechseljahre, Frauenleiden	Durchfall, Menstruationsbeschwerden	Tee, Salbe	x	x
Fünffingerkraut	33	Bauchschmerzen, Durchfall		Tee, roh	x	
Gänseblümchen	35	Hauterkrankungen, Kopf-schmerzen		Tee, roh, Salbe	x	x
Gänsefinger-kraut	37	Bauchschmerzen	Durchfall, Entzündungen im Mund- und Rachenraum	Tee, roh	x	
Giersch	39	Gelenkentzündungen, Rheuma		Tee, roh	x	
Gundelrebe	41	Entzündungen von Ma-gen-, Darm-, und Nieren		Tee, roh	x	
Günsel (kriechender)	43	Wundheilung, Einschlaf-probleme		Tee, roh Salbe	x	x
Hirtentäschel	45	Wundheilung	Monatsblutungen, Nasenbluten	Tee, roh, Salbe	x	x
Knoblauchs-rauke	47	Erkältung, Zahnfleischent-zündung		roh	x	
Kornblume	49	Wundheilung, Fieber		Tee, roh	x	
Lavendel	51		Unruhestände, Schlaflosigkeit	Tee, Ölauszug, Extrakt	x	x
Löwenzahn	53		Verdauungsbeschwerden, Appetitlosigkeit	Tee, Salbe, Tinktur	x	x
Malve	55		Trockener Husten, Reizungen der Mund-, Rachen-, und Magenschleimhaut	Tee	x	
Ringelblume	57		Wundheilung, Entzündungen der Mund- und Rachenschleimhaut	Tee, Salbe, Tinktur, Extrakt	x	x

** Kommission E:*
Die Kommission E bezeichnet eine selbstständige, wissenschaftliche Sachverständigenkommission für pflanzliche Arzneimittel des Bundesinstituts für Arzneimittel und Medizinprodukte (BfArM) in Deutschland. Diese Kommission berät das BfArM in der Regel bei der Zulassung von traditionellen Arzneimitteln und von Arzneimitteln der besonderen Therapierichtungen.

		Heilwirkung			Anwendung	
Name	**S.**	**Volksheilkunde**	**Kommission E***	**Zubereitung**	**innerlich**	**äußerlich**
Rose	59		Entspannung, Immunstärkung (Hagebutte)	Tee, Ölauszug	x	x
Sauerampfer	61	Verdauungsbeschwerden		roh	x	
Spitzwegerich	63		Atemwegserkrankungen, entzündete Hautstellen	Tee, roh, Salbe	x	x
Schafgarbe	65		Unterleibskrämpfe, Magen- Darm-beschwerden	Tee, roh, Sitzbad	x	x
Taubnessel purpurrote	67	Atemwegserkrankungen		Tee, roh	x	
Taubnessel weiß	69		Atemwegserkrankungen, Entzündungen	Tee, roh, Sitzbad	x	x
Taubnessel gelb	71	Atemwegserkrankungen		Tee, roh,	x	
Veilchen	73	Atemwegserkrankungen, Hauterkrankungen		Tee, roh, Ölauszug	x	x
Vergissmeinnicht	75	Unruhezustände		Tee, roh, Salbe	x	x
Vogelmiere	77	Immunstärkung		roh	x	
Walderdbeere	79	Immunstärkung (Frucht), Durchfall (Blätter)		Tee, roh	x	
Waldmeister	81	Kopfschmerzen (in kleinen Mengen)		Tee, roh	x	
Wiesenklee (Rotklee)	83	Wechseljahresbeschwerden		Tee, roh	x	
Wiesenlabkraut	85	Durchfall, Unruhezustände		Tee, roh	x	
Wiesensalbei	87	Entzündungen	Salvia officinalis ist das eigentliche Heilkraut	Tee, roh, Tinktur, Extrakt	x	x
Wiesenschaumkraut	89	Verdauungsbeschwerden		Tee, roh	x	

Schlusswort

Mit den 30 Wildkräutern, die ich in diesem Buch beschreibe, ist es natürlich nicht getan. Es gibt noch viele andere Wildkräuter, die es wert sind, gefunden und entdeckt zu werden. Bei geführten Wildkräuterwanderungen kannst du mit Gleichgesinnten und einer Kräuterpädagogin durch die Natur spazieren gehen, um dich mit der Vielfalt von Heil- und Wildpflanzen vertraut zu machen.

Nun wünsche ich dir viel Freude beim Erkunden deiner unmittelbaren Umgebung. Lass dich überraschen, welche Wunder die Natur für dich bereit hält. Halte stets die Augen offen, und gehe bewusst und mit Ehrfurcht mit den Pflanzen um, die dir am Wegesrand begegnen.

Ich schließe mein Büchlein mit den Worten von Pearl S. Buck
und verbleibe mit herzlichen Grüßen

Marina Max

„Die wahre Lebenskust
besteht darin,
im Alltäglichen das
Wunderbare zu sehen!“

Hinweis:

Die in diesem Buch enthaltenen Informationen wurden sorgfältig recherchiert und nach bestem Wissen und Gewissen wiedergegeben. Die Hinweise zu den Heilwirkungen der Pflanzen ersetzen aber keineswegs die Hilfe und den Rat eines Arztes oder Heilpraktikers. Alle Angaben in diesem Buch erfolgen ohne Gewährleistung oder Garantie seitens der Autorin oder des Verlages. Die Autorin übernimmt deshalb aus keinem Rechtsgrund Haftung für unsachgemäße Anwendung, Schäden und Unfälle.

Auflage 1, Oktober 2021

Autorin:
Marina Max
Ringstr. 10/1, 71155 Altdorf

Layout und Gestaltung:
Sonja Gneiting Inovativ Creative Design

Quellen:
Heilpflanzen Akademie, Wildkräutersmoothies von Evelyne Laye, Ernährungsberater OTL, Pflanzenvielfalt.net, offene-naturfuehrer.de, Wildkräuter-Lexikon, Gesundheit aus der Apotheke Gottes, kostbarenatur.net

Bildnachweise:
Marina Max, Sonja Gneiting, Eva Jordan, Adobestock.com; Coverbild alicja neumiler, Adobestock.com; S. 23 VETOCHKA,

Printed by Amazon Italia Logistica S.r.l.
Torrazza Piemonte (TO), Italy

26150143R00055